JN091499

意識ヨーガ

ポーズを使わない最終極意!

成瀬雅春
Naruse Masaharu

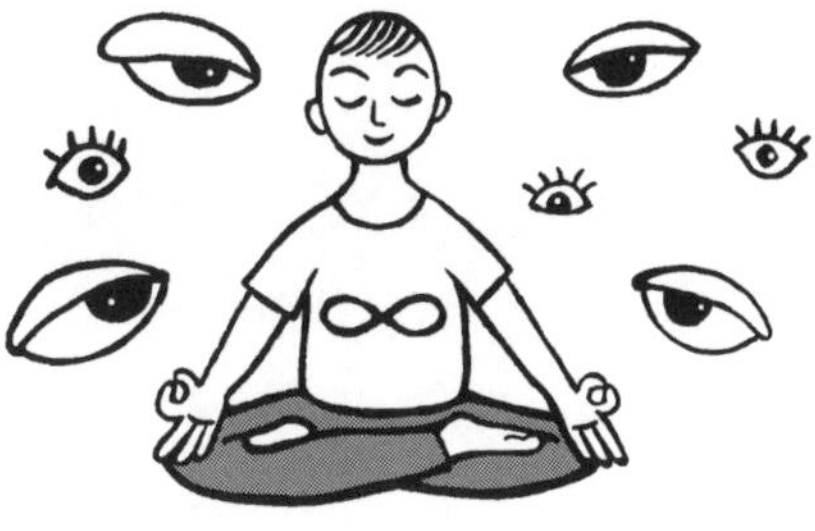

BAB JAPAN

はじめに

「身体が硬いから、ヨガなんて無理」

「年だから、ヨガなんてできっこない」

「男の僕が、ヨガウェアを着てヨガマットを持ってフィットネスクラブに行くなんてありえない」

この身体が硬い人、お年の人、男性のつぶやきは全部間違いです。本当は、身体が硬いからヨーガをするのに有利なのです。年だからヨーガを始めるべきなのです。男性だからこそヨーガを実践するのに向いているのです。

残念ながら、日本中に行き渡ったヨガブームがその真実を隠してしまっているのです。

ヨガブームによって、「ヨガは身体の柔軟な人がするもの」「若い人だからヨガをする」「ヨガは女性がするもの」という解釈が常識のようになりました。このこと自体は間違いではありません。身体の柔軟な人がヨガをするのはいいことです。若い人がヨガに励むのもいいことです。女性がヨガを身につけるのも素晴らしいです。

では、何が間違いなのかというと、身体の硬い人、お年の人、男性がヨーガに向いていないというのが間違いなのです。「身体の柔軟な人、若い人、女性」と「身体の硬い人、お年寄り、男性」を比較したときに、圧倒的にヨーガに向いているのは後者なのです。

その理由は本書の中で説明していきますが、ブームによって広められた間違った常識のために、これまでヨーガを避けていた人に振り向いてもらいたい。そういう人こそヨーガに触れて、ヨーガを実践して、充実した人生を歩んでもらいたいのです。

4千年以上の歴史あるヨーガは、始めたら生涯手放せなくなるはずです。有意義で充実した人生を手に入れるためには、ヨーガを身につけるのが最も確実な方法だと私は考えています。そしてヨーガの効果が最も発揮されるのは、晩年であり終末期なのです。輝かしい人生を歩んでも、平凡な人生を歩んでも、同様に訪れるのが晩年であり、終末期です。

最も充実した晩年を迎えられるとしたら、最も輝かしい終末期を迎えられるとしたら、それは最高の人生だといえます。本来のヨーガの目的はそこにあるのです。だからヨーガはあらゆる人に向いているといえるのです。

ヨーガはある特定の人のするもの、という偏見を取り払ってください。ヨーガを実践することで、今、この瞬間から先の人生が豊かで充実したものになることは間違いないでしょう。本書を読み進めることで、そのことは理解してもらえるはずです。

そして納得したうえで、ぜひとも、私の提唱する「意識ヨーガ」を身につけて充実した人生を歩んでください。

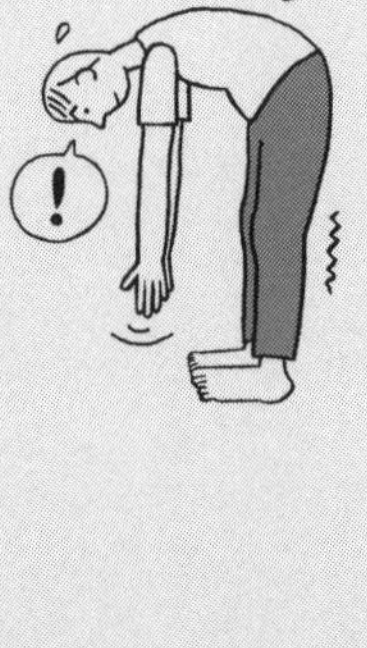

第2章 自分を意識する

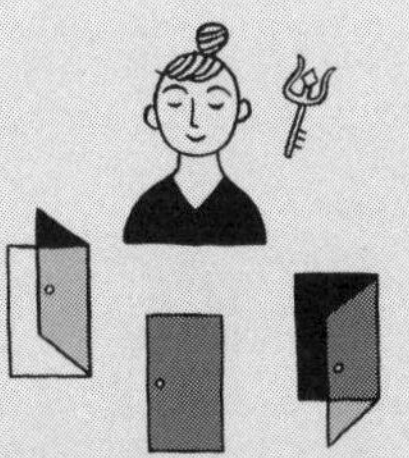

第3章　身体を意識する

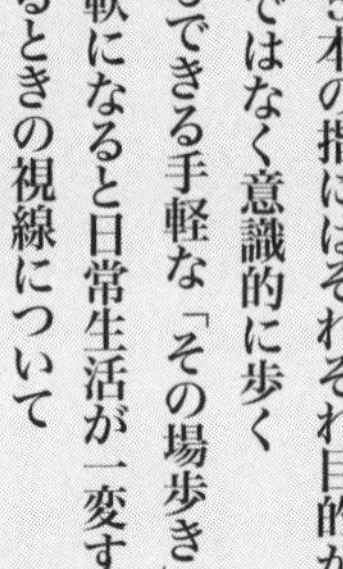

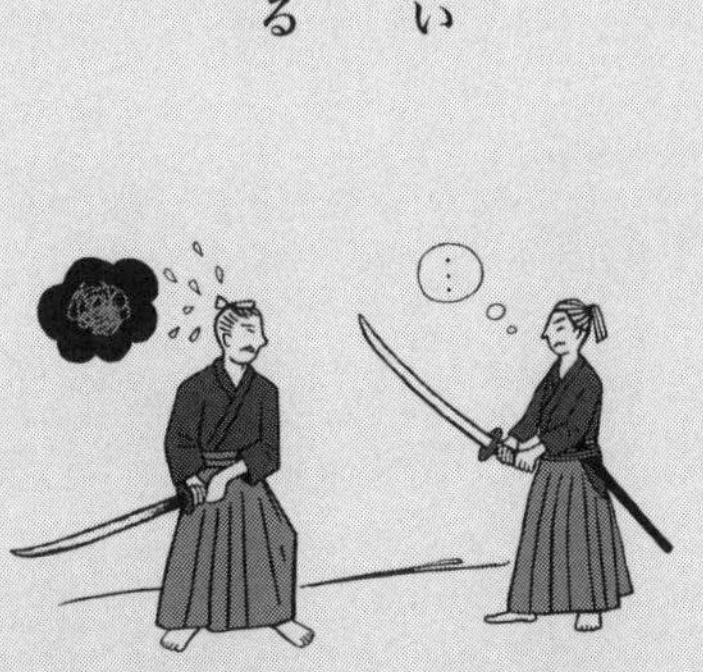

第5章　生き方を意識する

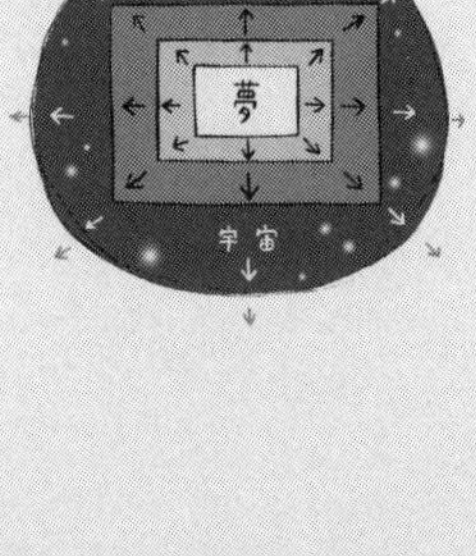

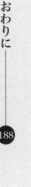

第1章
ヨーガの目的とは

ヨガとヨーガって違うの？

最近はヨガブームで、都会の駅前にはいくつものヨガスタジオがあります。あまり見かけないかもしれませんが、「ヨガ」ではなく、ヨーガスタジオやヨーガ教室というのもあります。流行っている「ヨガ」の語源は、もともとサンスクリット語（インドの古語）です。正しく発音すると「ヨーガ」ですが、現在の日本では「ヨガ」と表現されることが多いです。

サンスクリット語のA（ア）、I（イ）、U（ウ）は、短母音といって短く発音します。E（エー）とO（オー）は長母音といって、「エ」「オ」のように短い発音ではなく「エー」「オー」という具合に音を伸ばす発音をします。それはサンスクリット語の基本的な決まりです。その文法通りに発音すると、YOGAには「O」が入っているので、「ヨガ」ではなく「ヨーガ」となるのです。サンスクリット語の長母音のことを知らないと、YOGAを「ヨガ」と発音してしまうのです。

本来「ヨーガ」と発音すべきところを、サンスクリット語に対する理解不足から「ヨガ」という発音で広まったのだと思います。その意味では「ヨーガ」と発音したり表記するのが正しいです。

会話に使われる言葉は、常に変化し続けます。平安時代の人と江戸時代の人と現代人では、話し言葉は違います。その意味では「ヨーガ」が「ヨガ」と変化してもいいように思われます。しかし、サンスクリット語は、会話語ではなく神事や祭祀に使用される言葉です。インドにはサンスクリット語で会話している村があるといううわさ話はあるのですが、事実かどうかは確かめられないし、おそらく単なるうわさでしかないでしょう。日本の祝詞《のりと》と同じ性質のものなので、会話するような言葉ではないし、時代と共に変化することもありません。

神主の祝詞奏上で神事が厳かな雰囲気になります。そのときに神主が「いいっすか？　願いごとを聞いて

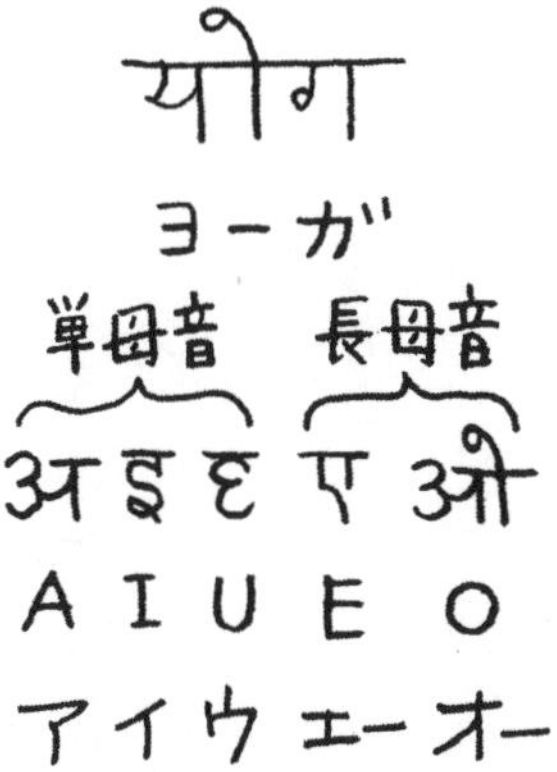

「ヨガ」は正しくは「ヨーガ」である。

くんない?」といってしまったら、神事が台無しになってしまいます。それと同じで「ヨーガ」は「ヨガ」となってはまずいのです。「ヨガ」となった段階でサンスクリット語ではなくなります。あえて表現するなら、サンスクリット語由来の言葉ということになります。

例えば、「ヒマラヤ」はサンスクリット語由来の言葉です。サンスクリット語では「ヒマーラヤ」ですが、世界的にその表現はほとんど使われていません。音を伸ばすか縮めるかの違いにそんなにこだわるのは、意味がまったく違ってしまうことがあるからです。アー(肯定語)とア(否定語)では正反対の意味なのです。

ヨーガの流派の一つに「クンダリニー・ヨーガ」があります。このクンダリニーが、残念なことにしばしば「クンダリーニ」と表記や表現されています。クンダリニー、クンダリー、クンダラなどは、サンスクリット語ですが、クンダリーニという言葉は、サンスクリット語にはありません。

例えば、ブード、サード、カードといわれたら、何のことかわかりますか? 武道、茶道、華道の音を伸ばす位置が違うだけですが、見逃せない間違いです。「クンダリーニ」もこれと同じ明らかな間違いなので、今後「クンダリニー」と正される必要があります。

「ヨガ」と発音しても表記しても、「学問的には違いますよ」程度のことです。もちろん言語学者にとっては、それは見逃せない間違いです。サンスクリット語を使っているヨーガ行者やヨーガ指導者も、正しい使い方をするほうがいいのです。しかし、一般の人にとっては、さほどの実害はないでしょう。

デバインヨガクラブからスタートした

私がヨーガ教室を始めたときは、「デバインヨガクラブ」という名前にしました。デバインは英語のディヴァイン（神聖な）からつけました。「デバインヨーガクラブ」とすべきなのは、もちろん知っていました。1977年当時、日本で有名なヨーガ指導者のS氏が「私の指導しているのはヨーガで、ヨガではない」と強く主張していました。S氏は徹底的にヨガという表現を否定していたのです。

私はその言葉を聞いたときに、ヨーガが正しくて、ヨガは正しくないという考え方はまずいなと思いました。なぜなら、「ヨーガ教室」だとしても、必ずしも正しいヨーガ指導をしているとは限らないし、逆に「ヨガ教室」と表記していても、素晴らしい内容の指導をしているかもしれないのです。

そこで私は、あえて「ヨガ」という言葉を使って正しい指導をしようと思ったのです。正しいというのは、ヨーガ経典などに示されている内容を逸脱しないようにして、伝統的なヨーガを指導するということです。その「デバインヨガクラブ」は24年続いて、ビルの取り壊しで移転しました。その時に、ヨガという言葉で指導をするという役割は果たしたと考えて、「成瀬ヨーガグループ」と改名しました。「成瀬ヨーガグループ」は世紀の変わり目の2001年から現在まで続いています。

流行に乗るならば、むしろ今こそヨガという表記を使うべきでしょう。その意味では、私のヨーガ教室は流行りに逆らっているのかもしれません。最初のデバインヨガクラブも、ヨーガが正しいと知っていて、私なりの考えでヨガとしました。現在の成瀬ヨーガグループも、ヨガという名前が流行っているのに、あえてヨーガとしました。

ヨーガを正しく理解して、正しく実践したり指導してさえいれば、ヨガとしていても問題はありません。そのことより、指導者が正しい理解をしていないとしたら、そのほうが問題です。正しく理解するというのはどういうことかについては、この先説明していきます。

ヨーガの起源は人類が「沈思黙考」し始めたときから

ヨーガは学問的には4~5千年の歴史があるとされています。その根拠は、モヘンジョダーロの遺跡からシヴァ神（ヨーガの開祖）の原形とされているルドラ神と思われるレリーフが見つかったことからです。

少なくともその当時から、インド亜大陸の人たちは瞑想をする習慣があったと考えられます。生きていくうえで瞑想をすることが必要だったからこそ、何千年も前の昔から現代まで瞑想が続けられているのです。それは、瞑想を教わるということや、瞑想の専門家になるということではなく、ごく自然に実践されていたのです。

瞑想を「専門的なもの」「一般人と関係ない」と思う人もいるでしょうが、実はそうではありません。人生の岐路に立ったり、二つ以上の選択肢があると、どれにしようかと考えます。そのことは「沈思黙考《ちんしもっこう》」という言葉で表現されますが、その状態が瞑想の入り口なのです。つまり、私たちは日々「瞑想」をしているのです。誰もが実践しているし、人生を生き抜くために「瞑想」は不可欠なのです。

多分、ヨーガの起源は、人類が「沈思黙考」し始めたときからなのでしょう。人間にとって不必要なものは、切り捨てられていくし、忘れ去られます。

ヨーガが4千年以上続けられてきたのは、人間が生きていくうえで必要だったからなのです。必要なものは「流行る」ことはあっても、「廃れる」ことはありません。多くの流行りはいつしか忘れ去られます。しかしヨーガは、一時的に流行ったとしても、廃れることはないのです。

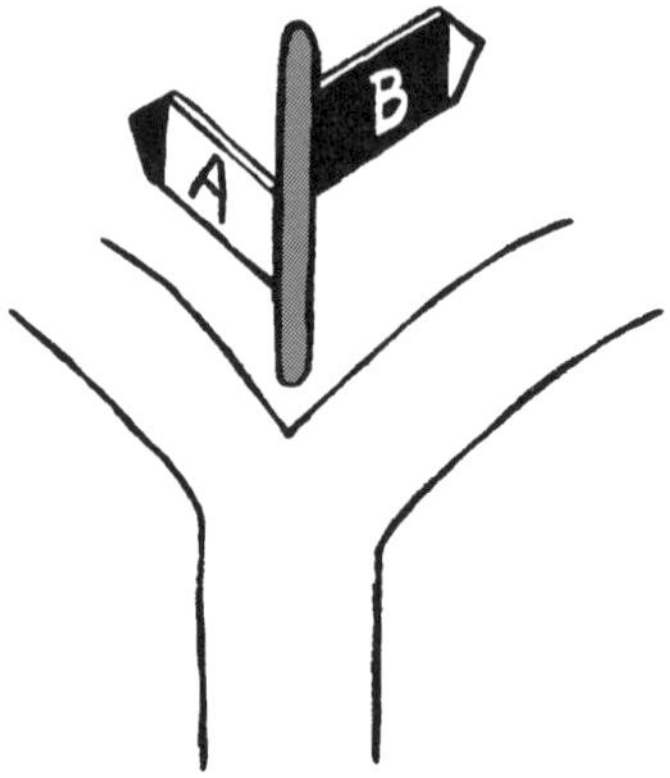

二つ以上の選択肢を考えるとき、
瞑想の入り口に立っている。

紅茶キノコ、カスピ海ヨーグルト、ケフィア（ヨーグルトきのこ）など、流行っては忘れ去られていく多くの食品の中で、米食やパン食のような穀物食は、流行り廃りとは無縁です。ファッションの世界は毎年流行が変わります。しかし「衣類をまとう」という習慣は、流行とは関係ありません。人間が生きていくうえで必要だから、廃れないのです。

長い歴史を持つものほど、流行とは関係がありません。その点で、ヨーガも流行に左右されるものではないといえます。

ヨーガの目的とヨーガを実践する人の目的は違っていい

本来のヨーガの目的とヨーガを実践する人の目的が、同じである必要はありません。ヨーガには多くのメリットがあります。健康維持に役立ち、美容効果もあり、精神性の向上につながり、生命力も高まります。――なので、そういう効果を求めてヨーガに励む人が増えて、流行るのは当然だと思います。

例えば、ボクシングの目的は相手を倒すことです。でも、健康目的でボクシングを始めてもいいし、体形を維持したいということでもいいし、護身術として身につけてもいいのです。ボクシングはリング内で闘って相手に勝つのが目的ですが、最近は「ボクササイズ」という名前で主婦や一般社会人がやるようになりました。

夫から暴力を受け続けても離婚できない主婦は、ボクササイズを始めればいいと思います。DV（ドメスティック・バイオレンス）を行う夫は、相手が弱いから手を出すのです。少しボクシングを習っただけでも、おそらく夫のパンチを避けられます。まさか自分の暴力を避けられてしまうとは思ってもいないので、夫のショックは大きいでしょう。妻が反撃できないから、暴力を振るうのです。パンチを避けられただけでも、おそらく夫は戦意喪失するでしょう。か弱い女性にしか手を出せない軟弱な男は、懲らしめてやったほうがいいと思います。

マラソンの目的は、約42キロという長い距離を、少しでも短い時間でゴールすることです。最近はマラソンが流行りだして、フルマラソンに参加する一般人が増えています。しかし市民ランナーは、短時間で走ることを競わなくてもいいし、短い距離しか走らなくてもいいのです。

画家は、自分の作品が何らかのかたちで認められる必要があります。「○○展金賞受賞」「○○画廊で個展開催」といった活動によって、画家としての地位が得られます。しかし、絵を描くということだけなら、多くの人がやっていることです。

スポーツでも芸術でも、本来の目的と実践する人の目的が違って当然です。ヨーガも実践する人の目的はいろいろあっていいのです。

ヨーガ本来の目的は「理想的な死」

実践する人の目的ではなく、ヨーガの目的は、ムクティ（モークシャ）というサンスクリット語で表現されます。日本語では「解脱《げだつ》」という言葉があてはめられることが多いです。人間としての勉強をすべて終えて、二度と生まれ変わることのない「死」を迎えることです。それがヨーガ行者が目指す理想的な死なのです。そういう死を獲得したことの一つの証は、マハー・サマーディ（偉大な悟り）です。

マハー・サマーディというのは、ヨーガ行者が自分の意志で、自分の決めた日時に「自然死」をすることです。古来、そうやって死を迎えた人の例は数多くあります。

よく知られているのは、パラマハンサ・ヨーガーナンダの例です。1952年5月7日に亡くなったヨーガーナンダの遺体は、埋葬まで20日間以上そのまま安置されたが、死後硬直もせず一切腐敗の兆候が見られなかったそうです。このことがマハー・サマーディの証だといわれています。

マハー・サマーディは、自殺ではありません。むしろ自殺の真逆の行為だと思ってください。自殺する人は、現世に多くの未練を残しつつ、世を儚《はかな》んで死んだり、生きる望みを失って死んだり、発作的に死を選んだりします。

マハー・サマーディで死を迎える人は、現世に未練も持たないし、世を儚むこともないし、発作的ではなく、冷静な判断のもと、最高の至福感と満足感に満たされつつ人間としての使命を終えるのです。これこそが、ヨーガの目的なのです。

ヨーガの目的を知ったうえでヨーガ指導をしてほしい

このことをしっかりと認識したうえでヨーガ指導をしていれば、正しいヨーガ指導者といえます。しかし、ヨガは健康法、ヨガは精神鍛錬法という理解で指導しているとしたら、それは問題です。

○○ヨガの指導者が、理想的な死を迎えるために実践しているとしたら正しい姿勢です。しかし、指導者にその部分が欠落しているとしたら具合が悪いのです。生徒はどういう目的で始めてもいいけれど、指導者はそうはいきません。ヨガブームとともに急増したヨガ指導者には、少なくともヨーガの目的を知ったうえで指導をしてもらいたいものです。

健康法で始めても、精神鍛錬法で始めても、ヨーガにはさらに深い内容があることを実践者に理解してもらえるような指導をしてほしいと思います。健康法で始めれば、おそらく健康になれるでしょうし、精神鍛錬法で始めれば、その人の精神は強化されます。でも、それだけが目的だったら、目的を達したところで辞めてしまうかもしれません。

しかしヨーガの目的は、理想的な死なのです。本来死ぬまで続けるべきものなのです。せっかくヨーガと出会ったのならば、生涯続けてもらえるような指導をしてほしいし、そういう指導者から教わってほしいものです。

私のヨーガ教室のシステム

その意味で、縁あって私のヨーガ教室に入会した人には、なるべく生涯続けてもらえるような工夫をしています。例えば、年会費は設けていません。翌年の年会費を払う前に辞めようという気になってほしくないからです。

少しでも長く続けてほしいので、徐々に月謝が安くなる方法を取っています。生涯続けようという姿勢の人には、金銭的な負担を少なくしてあげたいのです。

休んでいる間の月謝は徴収しません。その間何か月休んでも、何年間休んでも、また来たときにそれまでの続きで再開できるようにしています。そうすれば、本当に生涯続けようと思ってもらえるからです。

私の教室には、10年とか20年というブランクがあっても、ひょっこりと現れて、先月の続きというような感じで参加してくれる人が多くいます。学生の時に入会した男性が、20年以上のブランクを経てから再開した例もあります。その彼は、私の教室に来なくなった後に結婚して、再び教室に来たときには、息子が20歳を超えていました。

「ちょっと休みます」と言っていた人が、5年後に来たら、5年間海外に出張していました、ということもありました。またいろいろな事情で外国にいても、研修には参加する人もいます。1日とか2日の研修のためだけに帰国して、研修が終わるとその国に戻るというケースがあります。遠くはスリランカやオランダから研修に参加した人もいました。

そういう人が集ってくれることが私は嬉しいし、そういう場を提供するのが、ヨーガ指導者の役割だと考えています。続けるほど安くなるという、生徒に嬉しい料金システムは、経営者には苦しいシステムです。しかし、今さら方向転換する気はないので、私はこのまま苦しい（＝楽しい）教室を続けます。

儲け過ぎは間接的な殺人

最近は、仮想通貨やインターネット決済など、現金を介さない経済が流通しています。私の周囲でも、財布にほとんど現金が入ってない人が増えています。カードがあれば大丈夫だということでしょう。私もカードは使いますが、可能な限り現金を使うようにしています。

カード社会になりつつある今、金銭感覚がおかしくなっている人が増えています。カード決済が重なり、自己破産に追い込まれるケースも多いようです。目の前を1万という数字が通り過ぎるのと、1万円札を財布から出して買い物をするのでは、その金額に対する価値観は大きく違います。

私は物の売り買いは、等価交換が原則だと考えています。生きていくには金を稼ぐ必要はあります。商取引はある程度の利益があって成立します。サラリーマンは給料を貰い、それに見合った仕事をすることで成り立っています。

暴利を得たり、粉飾決算をしたり、過酷な労働をさせたりすると、その先には破綻が待っています。売る側、買う側、雇う側、雇われる側の、お互いが納得できる関係が望ましいのです。

もっといえば、お互いが喜べる関係を作れれば理想的です。

参加費1万円の「ヨーガ講座」を開いたとすれば、私は、参加者が「1万円じゃ安い」と思ってもらえるように努力をします。なるべくなら「2万円でも3万円でもいいのに」と思ってもらえれば、私の開いた講座は成功だと思うのです。商売をする人からすれば、「それなら最初から3万円にすればいいのに」と思うかもしれません。通常の商売ならそれが正しいのだと思います。しかし、「ヨーガ講座」は別です。私の持っているヨーガ経験を人に伝えるのは、本当は無料にしたいのです。ただ、それでは教室の維持もできなくなるし、私自身の生活もできなくなるので、許せる範囲の参加費を設定するのです。

ある宗教団体が、全財産を自分の宗教団体に寄付させて出家させていたことがあります。それは完全に間違いです。ヨーガで師弟関係を結ぶときに、全財産を出させることは絶対にありません。インドのヒンドゥー教徒が出家するときには、全財産は息子に譲るとか、どこかに寄付をするとかして、無一文になって弟子入りするのです。伝統的なヨーガの師弟関係はそうやってスタートするのです。そのヨーガ修行をする人たちの生活は、インドの村人や篤志家が支えてくれるのです。ただ、日本ではそういうわけにはいかないので、私の場合は、納得できる範囲での月謝や参加費を設定しているのです。

不当利益を得ると、人の恨みを買います。金儲けをしたい人はたくさんいます。しかし「儲け過ぎ」は危険です。

FX（外国為替証拠金取引）で大儲けをしたという話を聞きますが、私からすれば、その人は間接的に殺人を犯しているかも知れないということをわかってないなと思います。1億円儲けた人の「1億円」の内訳を見れば、何千万円もの損をした人がいるかもしれません。中にはそれで自殺した人がいる可能性もあります。FXのようにギャンブル的な大儲けをすればするほど人の恨みを買うし、間接的に殺人をしていることになるかもしれないのです。FXそのものは悪くないのですが、それで何千万円とか何億円とかの損をする人が出るところに問題があるのです。

だから、金を稼ぐ必要はあるけれど、儲け過ぎるべきではないと思うのです。ヒット曲やヒット作品で1億円の収入があるのはいいのです。それは儲け過ぎではありません。なぜなら、その1億円の中に、大損をした人がいないからです。そのヒット曲やヒット作品によって、多く

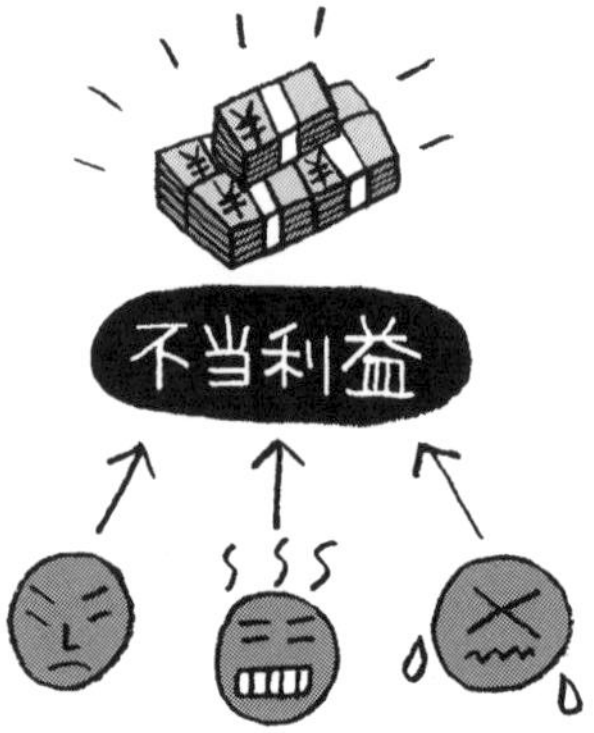

誰かの役に立った対価でなければ、
暴利をむさぼるべきではない。

の人を幸せにすることができるので、その場合の1億円は等価交換です。ＦＸで儲ける1億円とは、まったく違います。

ギャンブルが悪いとは思いません。競輪、競馬、ボートレースなどは、国が認めたギャンブルです。ロトや宝くじも含めて、当てたいという夢見代の馬券や宝くじなので、等価交換です。詐欺は大儲けできるかもしれないけれど犯罪だし、人の恨みを買います。人に恨まれず、本当の意味での豊かな人生を送るには、基本的に「等価交換」を念頭に置くべきです。お互いに幸せになれることが大切です。

ヨーガは自分を知ること

ヨーガの目的を果たすためには、何をすればいいのでしょうか。それは「自分を知る」ことです。「自分」に関するあらゆる疑問を解決し、自分を知り尽くすことで、マハー・サマーディ（大いなる悟り）に至れる準備が整うのです。

現代では世の中のあらゆる疑問は、インターネット検索で解決できます。しかし、「自分」に対する疑問だけは、それでは解決できません。

「自分はなぜ生まれてきたの？」「自分が死ぬってどういうこと？」「これからどうやって生きていけばいいの？」「この先どんな仕事をやっていけばいいのだろう？」「今の生き方が正しいのかどうかわからない」「将来結婚したいけれど、自信がない」「この先、生きていくことが不安でたまらない」「天涯孤独になってしまって絶望的だ」など、自分のことに関しては、わからないことだらけなのが普通です。そこでヨーガ行者は、そのわからないことを解決する、つまり「自分を知る」ために「ヨーガ」をするのです。

ヨーガ行者は「自分を知る」ために、まず自分を観察することから始めます。観察するといっても、自分の何をどう観察すればいいのかわからないと思います。そこで、ヨーガのテクニックが役立つのです。誰にでもできて、自分を知るための重要なテクニックを、この先で紹介していきますので、覚えてください。

インド人の理想体型も変化しだした

流行りのヨガスタジオに通っているのはほとんど女性で、中には女性専用ヨガというのもあります。今の日本では、ヨガというと女性がするものというイメージになっているようですが、本当は違います。本来のヨーガは男性がするもので、むしろ女性がすることはなかったのです。

男性のヨーガ行者を「ヨーギー」、女性のヨーガ行者を「ヨーギニー」といいます。この「ヨーギニー」は、女性ヨーガ行者という意味ですが、実はもう一つ意味があります。それは「魔女」という意味です。ヨーガをする女性は「魔女」と呼ばれています。本来インドでは、女性がヨーガをすることは稀有なことなので、そういう呼ばれ方をしているのです。

ヨーガ行者は、いろいろな能力を身につけています。それはムクティ（解脱）に向けて必要だから身につけるのです。難しいポーズや変な格好のポーズなども、奇をてらっているのではなく、ムクティ（解脱）へのステップです。

インドのヒンドゥー教社会では、女性は子育てと家事が第一で、それ以外のことをすることはほとんどありません。ましてや、特別な能力を身につけるヨーガをするなんて考えられないことでした。

そういう社会の中で女性がヨーガをすると、妖術を使う魔女と呼ばれても仕方なかったのです。しかし最近のインドでは、欧米からの逆輸入でヨガが流行りだしています。その流行りのヨガは、インドの女性も健康法としてやっているようです。

インドの伝統的な衣装はサリーで、腹部が露出しています。腹部がでっぷりと太っている姿は庶民の理想でした。男性もガネーシャ神のような太鼓腹が富の象徴でした。インドでは、太っているのが富裕層のステイタスでした。痩せていると貧困層の人間だと思われるので、庶民は太りたかったのです。

しかし最近は、欧米の影響で、ほっそりとしたスタイルが流行りだしているので、女性も美容と健康のために、ヨガをするようになったのです。男性も太鼓腹よりは、筋肉質な体形に憧れるように、少しずつ変化してきています。

男性こそヨーガをするべき

男女の大きな違いは、女性の出産があります。その痛みは男性では耐えられないといわれています。種の保存に欠かせないそういう試練が女性にはあるので、ことさら修行をする必要がないという考え方もできます。出産は男性のするヨーガ修行より厳しい修行と見ることもできます。その意味では、本質的には女性のほうが男性よりも強いのです。

男性がヨーガ修行をするのは、その弱さを補う意味合いもあると考えられます。それと、女性は育児と家事が使命だという古い考え方が相まって、ヨーガ修行をする女性に対して、魔女という表現が使われたのでしょう。

いずれにしても、男性こそヨーガをするべきなのです。古来受け継がれてきたヨーガは男性が修行してきたのです。もちろん男女ともにヨーガを実践してほしいのですが、「ヨガは女性がするもの」という風潮に関しては、間違いだといわざるを得ません。

ヨーガ行者が身につける超常的能力

ヨーガ経典には八大通力が示されています。ヨーガに熟達した行者をシッダ（達人）といい、その行者が得た能力をシッディといって、超常的な能力のことです。

ヨーガの八大通力とされているのは、次の項目です。

①身体を極限まで小さくして、岩などを自在に通り抜ける力
②身体を大空いっぱいになるほど大きくする力
③蓮の糸や綿くずよりも軽くなる力
④望みのままに、月にでも指を触れることができる力
⑤自分の意志通りに、何でも実現できる力
⑥世界を創造し、支配する力
⑦万物を自分の意のままに従わせる力
⑧大地ほどに身を重くする力、あるいは、自分の意欲の対象を必ず手に入れる力

また、前世を知る力、他人の心を知る力、自分の身体を他人から見えなくする力、自分の死期を知る力、宇宙を知る力、星々の運行を知る力、体内の組織を知る力など、考えられる限りのいろいろな能力を得られるとされています。

これらの能力は、それをフルに使いこなすために得るのではなく、そのほとんどを使わないために得るのです。逆説的ですが、どんなにすごい能力でも、身につけるまでは修行に修行を重ねます。しかし身につけたなら、それ以降は使わないで自分の内に秘めておきます。

超常的能力は身につけたら使わない

ヨーガ行者が、これほどあらゆることができる能力を身につける修行を重ねるのは、その能力をそのまま使うためではありません。身体を極限まで小さくして、岩などを自在に通り抜けるために厳しい修行を重ねるのではないのです。

身体を大きくしても軽くしても、それだけでは単なる見世物に過ぎません。何でも実現できても、世界を創造して支配しても、万物を意のままに従わせても、それでは、単なる権力者と何ら変わりません。

前世を知る力、他人の心を知る力、自分の身体を他人から見えなくする力、自分の死期を知る力、宇宙を知る力、星々の運行を知る力、体内の組織を知る力などは、占い師や予言者なら可能なことです。

これらのことは、すべて対象があって、その対象を動かしたり見抜いたりすることです。ヨーガ行者が目的としているのは、対象ではなく「自分」です。自分自身を観察し、自分自身をコントロールし、その結果、自分という存在から解放されることを目指しているのです。そのためにあらゆることを可能にする能力を身につけるのです。

その能力はマハー・サマーディ（偉大な悟り）を完成するために使われます。そしてその後にムクティ（解脱）が得られることによって、ヨーガの最終目的が果たされるのです。

マハー・サマーディは前述した通り、意のままに肉体を去る（＝死）ことです。ムクティは、その後に再び生まれてこない（＝不死を得る）ことです。この二つのことが、ヨーガ行者に限らず、あらゆる人にとって、成し得るのに最も困難なことなのです。ヨーガ行者が身につける能力は、他人を驚かすためのものではありません。自分自身が、最も納得のいく生き方、最も納得のいく死に方を得るためのものです。

ヨーガは身体の硬い人に有利

さて、ヨーガ未経験の人は「ヨーガは難しい」と思っていることでしょう。もしくは「身体が硬いのでヨーガはできない」と思っているかもしれません。

そのどちらも間違いです。ハタ・ヨーガには、難しいポーズがあることは確かです。そういう難しいポーズを見ると「自分にはできない」「難しそうだ」という先入観を抱くのも無理はないでしょう。しかし、難しいポーズをするのがヨーガということではありません。難しいポーズでも簡単なポーズでも、自分の状態を冷静に観察することが大切なのです。どんなに難しいポーズができても、自分を観察できてなければ、正しいヨーガとはいえません。

身体が硬い人は、最初から「ヨーガなんて無理」と思っているでしょう。しかし、ヨーガは身体の柔軟な人のためのものではないのです。むしろその逆で、身体の硬い人のほうが、ヨーガを続けるには多少有利だといえます。なぜなら、身体が柔軟になっていく過程をしっかりと実感できるからです。自分自身を観察するという点では、柔軟な人よりも硬い人のほうが、多くの気づきがあるので、有利だということです。

私のヨーガ教室に体験にくる人の中にも、身体が柔軟で、いろいろなポーズが上手にできる人がいます。一概にはいえないのですが、そういう身体の柔軟な人はヨーガを続けようとならないケースが多々あります。おそらく、簡単にポーズができると、それ以上の興味につながらないのでしょう。

その逆に、身体の硬い人は1時間半の体験をするだけでも、身体に変化があるのを実感できるのです。そうすると、ヨーガに

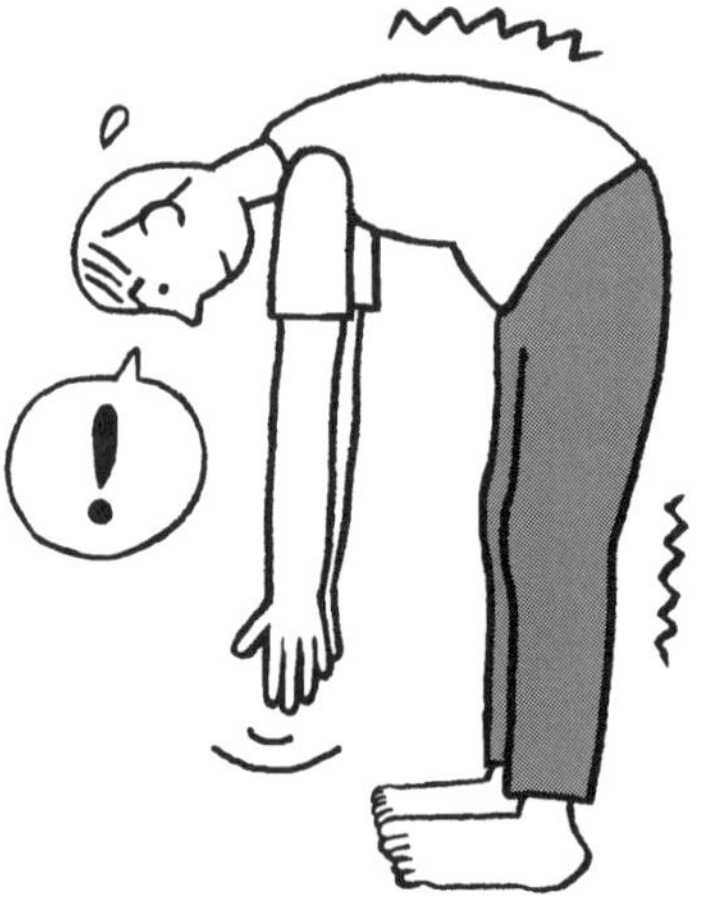

身体が硬い人のほうが、いろいろな変化に気づきやすい。

興味が湧いてきて、続けようと思うのです。私の教室には、身体が硬くても30年以上通っている人が、何人もいます。そういう人は、ヨーガを実践していても、むしろ、以前より身体が硬くなる部分が生じます。柔軟になるのではなく、硬くなったのに、なぜヨーガを続けているのでしょうか？　それは前述した通り、ヨーガは身体を柔軟にするためのものではないからです。

柔軟になっていく過程も、硬くなっていく過程も、しっかりと観察することで、ヨーガのクオリティが上がるのです。そういう人のほうが、単に身体が柔軟な人より、ヨーガの達人といえます。ヨーガの達人というのは、自分をしっかりと観察できている人のことです。

ヨーガの難しさは、ポーズの難しさではなく、自分を観察することの難しさです。自分自身を知るというのは、簡単なようで、実はかなり難しいのです。だから、いろいろなポーズの実践を通して、自分のことを少しずつ知っていくのです。片足立ちのバランスやひねりのポーズで左右差を知ったり、呼吸のコントロールの難しさを知ったりすることも、自分を知るうちの一つです。

だから「身体が硬いからヨーガは難しい」というのは間違いなのです。むしろ身体の硬い人にこそ、ヨーガを実践してもらいたいのです。言葉を換えれば、「自分を観察してほしい」のです。

自分自身を観察することがヨーガのテクニックなのです。そのことを知れば「ヨーガは難しい」とか「ヨーガなんて無理」ということはいえなくなります。自分に意識を向けることが、ヨーガのスタートでありゴールでもあるのです。

自分の大部分は目では見えない

自分に意識を向ける最初の手がかりとして、まず目で自分を見ようとしてみましょう。そうすると、どの程度見えるでしょうか？　鏡を使わずに自分の顔を見るとどうなるでしょうか？　多分、鼻先しか見えません。

衣服をまとっているのに、腕も足も見えると思っている人がいます。それは、衣服を見ているので、自分の腕を見ているのでも、足を見ているのでもありません。裸の状態であれば、腕と足、胸と腹部は見えても、背中はほとんど見えません。たとえ全裸であっても、首も生涯見ることができません。もちろん内臓も骨も脳も眼球も含めて、肉体を構成するほとんどは見えないのです。

鏡で見たり、写真を見たり、動画で自分の姿を見たとしても、それは自分の目で「自分を見ている」のではないのです。

それは当たり前のことですが、その「当たり前のこと」を確認することが重要なのです。「当たり前のことを何で間違えるんだ！」「そんなことわかりきってるじゃないか！」と叱られることは、社会生活では多々あります。当たり前のことをちゃんと確認することが仕事では大切なのです。それと同じように、自分に意識を向けるスタートは、自分というのは「目ではほとんど見えない」という「当たり前のこと」を知ることです。

世の権力者は「不老不死」を願う

「自分が死ぬことなんて考えたくもない」「死なんて年を取ってから考えればいい」「死ぬことを考えたら楽しく生きられない」と思うかもしれません。しかし、自分を観察すると、死に向かっていることが理解できます。自分を知ろうとすると、しっかり死と向き合うことになります。どんな生まれ方をしても、どんな生き方をしても、人生のゴールは「死」なのです。

世の中はあらゆる不平等に満ち溢れています。それは、生まれてきたときからすでに始まっています。裕福な家庭に生まれてくる子供もいれば、貧困の極みという家庭に生まれてくる子供もいます。王族の家庭に生まれてくる子供もいれば、生まれた瞬間から道端に棄てられてしまう子供もいるのです。ゆりかごから墓場までの生涯を保証されている北欧の国に生まれ育つ人もいれば、インドには乞食の家庭に生まれ、乞食として一生を過ごす人もいます。

それほど不平等な社会なのに「死」だけは、生まれてきた人間に平等に与えられた宝物です。死が宝物なんて思えないかもしれません。しかし「死」というゴールがあるからこそ、人生は充実するのです。終わりのない人生ほど悲惨なものはありません。

それなのに世の権力者は、得てして「不老不死」を願うもの

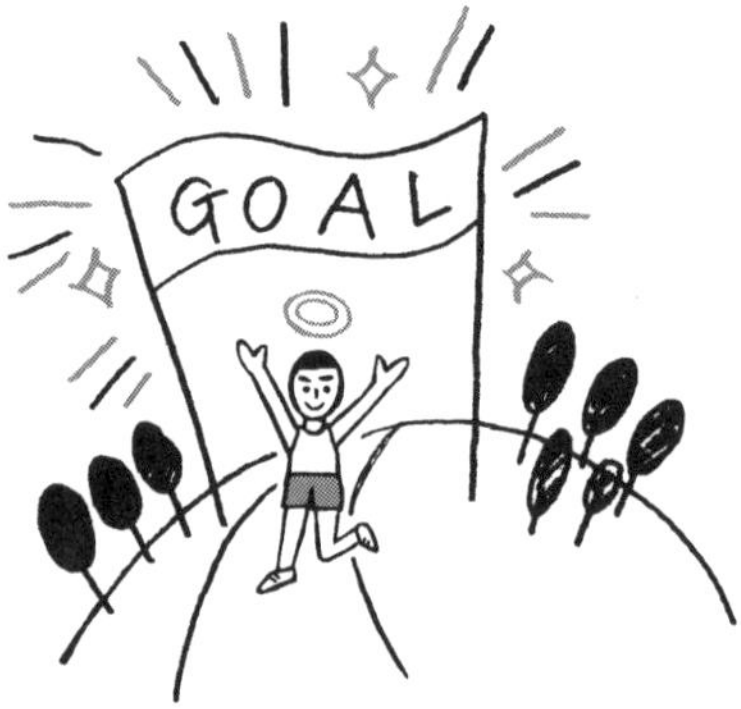

ヨーガの目的は、理想的な死である。

です。王様が家臣に、不老不死の霊薬を探す旅に出させるという話は世界中にあります。それは自分が築き上げた権力や財産を失うのが怖いからです。

ヨーガ行者は不死を得るために修行している

不死のことをサンスクリット語で「アムリタ」といいます。「ムリタ」が死を意味していて、それに否定語の「ア」がついて不死となります。マハートマ・ガンジーが貫いたことで知られている、アヒンサー（非暴力、不殺生）は、ヒンサー（暴力、殺生）に否定語の「ア」がついたものです。「ア」が否定語なのに対して「アー」は肯定語です。

ヨーガ道場のことを「アーシュラム」といいます。シュラムが修行を意味していて、それに肯定語のアーがつくことで、修行をする場となります。――なので、アシュラムと発音したり表記すると、修行を否定する場所になってしまいます。アシュラムという言葉を聞いたり、表記を見たりする都度、私の心の声が（それは修行しない場所のことなのになあ…）とつぶやいてしまいます。

話は少し逸れましたが、「不死の霊薬」とか「不死の甘露」として、「アムリタ」がインド神話にも出てきます。

実はヨーガ行者は、その不死を得るために修行しているのです。ただし、死なないという不死ではありません。ヨーガ行者の目指すところは、ムクティ（解脱）です。これは死んだ後に二度と生まれてこないことを意味します。つまり、二度と生まれてこないということは、二度と死なないことになるのです。

現世での死はあるが、その先に死は訪れないということです。これが、本当の意味での「不死」なのです。ヨーガを実践していると、死から目を逸らすのではなく、理想的な死への準備ができるのです。この先に「死」があるからこそ、生きることが楽しいし、充実するのです。そのことは自分を観察し、自分を知ろうとするとはっきりとわかってきます。

ヨーガは、理想的な「死」を獲得するための最適な手段なのです。

第2章
自分を意識する

成長するにつれて個性が育っていく

人生において「意識する」ことの大切さに気づいていない人が多いように思います。

「人生って何？」という問いに対して、「意識のある状態で、意識して何かをすることの積み重ね」と答えることができます。そのことを「人生経験」という言葉で表現することもできます。意識のない状態でどれだけ時間が経過しても、それを人生とはいえないし、人生経験を積んだともいえません。

幼稚園や保育園に入り、仲の良い友達ができるころから、意識的な人生が始まります。もちろんそれまでも生きているけれど、生後6か月のときに何をしたかを鮮明に覚えている人はほとんどいません。それも人生経験の一部ではあるけれど、記憶をよみがえらせられないので、自分が認識できる人生ではありません。「幼稚園では○○ちゃんとよく遊んだ」とか、「××先生に叱られた」という具合に断片的でも記憶に残っている部分があると、自分の人生といえます。

言葉を覚え、数の数え方を覚え、文字を覚えていくことで、自分で考え、意識的に何かをすることを学びます。知識が身についていくことで、生後6か月の生き方とは違ってきます。小学校や中学校での勉強でも、好きな教科と嫌いな教科がはっきりとしてきて、運動でもやはり好き嫌いが生じてきます。そうやって個性が育っていくのです。

何ごとも「意識する」ことから始まる

それらは、すべて「意識する」ということです。○○は好き、××は嫌いという「意識」が生じるのです。それによって徐々に人間的成長が育まれるのです。反抗期というのも、親の言動が嫌だ、気にくわないと「意識する」ことから始まります。

やがて男性は女性を意識しだし、女性は男性を意識しだします。異性ではなく同姓を意識する人もいます。思春期が訪れて「素敵だな」と思う人が現れ、その人を「意識」するようになります。そういう成長過程を経て、特定の人との結婚を「意識」することになります。もちろん生涯独身という人生を歩む人もいます。仕事の中で、遊びの中で、何かを「意識」し、何かの目標を持ち、人生経験を積んでいきます。

結婚したカップルが、子供が欲しいと「意識」しだします。そして子宝に恵まれると、子育てを「意識」することになります。さらにマイホームが欲しいと「意識」するようになって、ローンで一軒家を建てます。

一軒の家が建つというのは、誰かが「家を建てよう」と意識しなければ建たないのです。世界中の建造物も同じです。ピラミッドでも、スカイツリーでも、誰か（または誰かたち）が意識することから始まるのです。世界中にあるあらゆる建造物はそうして建てられたのです。

都市づくりも建国も同じです。「住みよい社会を作ろう」と誰かが意識して、それに賛同する人たちが力を合わせて、国づくりが始まるのです。縄文時代には縄文式土器があり、その時代の人がそういう器を作ろうと「意識」したのです。衣食住すべてにおいて、各時代の人たちが、意識的に作り上げていったのです。

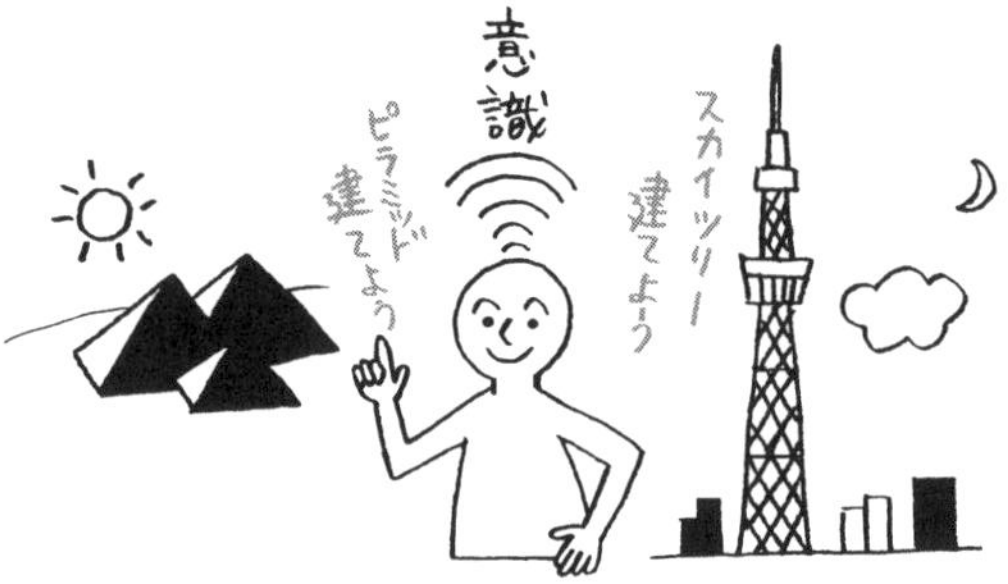
意識
ピラミッド建てよう
スカイツリー建てよう
壮大な建造物も、誰かが意識したからできた。

徳川家康が江戸を作り、江戸時代が始まりました。そういう意識を持つ人がいなければ始まらないのです。誰かが「意識」しなければ縄文式土器も生まれないし、江戸時代もなかったのです。人間が関わり、人間が作りだした現代文明は、すべて誰かが「意識」することからスタートしているのです。

有識者たちが「意識」を働かせて検討を重ねた結果、「令和」という名前が誕生しました。そして全国民が、「令和」という新元号を「意識」して新たな時代が動きだしたのです。

意識があることが大切

人が倒れていると、まず意識があるかどうかを確かめます。「大丈夫ですか？　意識はありますか？」と問いかけます。意識があるというのが、生命維持の重要なキーワードです。人が人生を歩むというのは、意識のある状態であることが前提になります。意識のない状態で年齢を重ねても、人生経験を積んだことにならないのです。

何も考えず、勉強もせず、ただただ生きているだけでは人間的成長は望めません。人は生まれたら、成長し老いて死を迎えるのが人生です。成長というのは、ただ背が伸びたり体重が増えたりすることではありません。意識があって、意識を働かせてものごとを判断し、意識的に行動を起こし、人生を生き抜いていくことで成長するのです。

目的もなく無意味な人生を送ってはダメです。「今日は○○をしよう」「今から××へ行こう」と意識することから、今日が始まり今があるのです。とはいっても、何も意識しないでボーっとすることも必要です。でも、一年中ボーっとしていてはダメ人間になってしまいます。仕事が忙しかったり、考えることがたくさんあるから、ボーっとする時間が必要になるのです。

潜在意識領域を使いこなすのがヨーガ行者

無意識に動いていた、という表現は「意識しないで動いていた」ことを指しますが、それは正しくは「無意識」ではありません。明らかに「有意識」です。本当の無意識というのは、少なくとも、仮死状態であったり、夢も見ていない熟睡状態のときに使える表現です。つまり「意

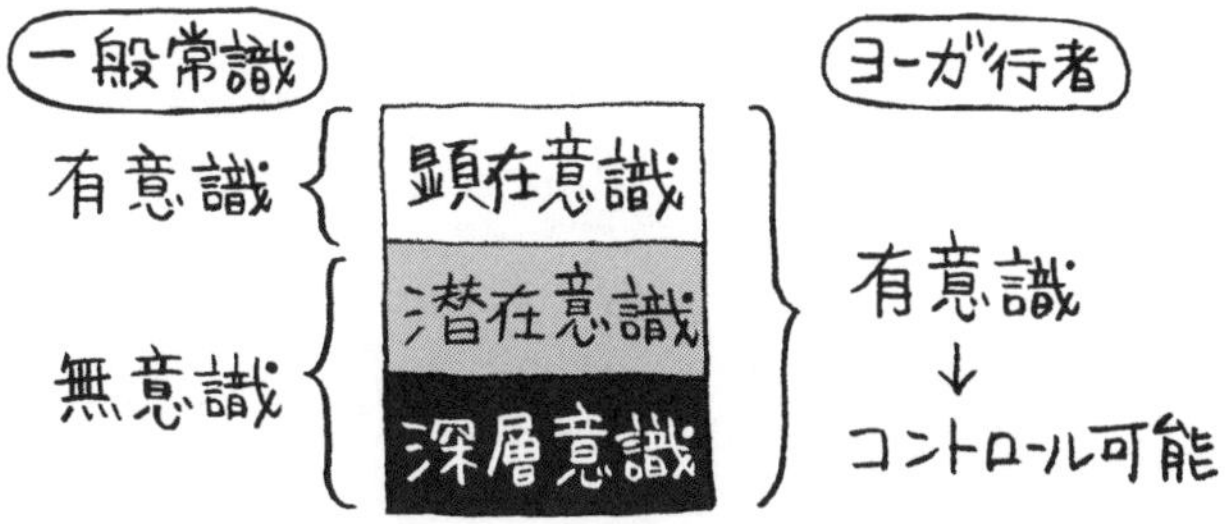
一般常識
有意識
無意識
顕在意識
潜在意識
深層意識
ヨーガ行者
有意識
↓
コントロール可能

訓練すれば、「無意識領域」を
意識してコントロールできる！

識がない状態」ということです。無意識に動いたというのは、迷いなしに動いた、考えないで動いた、ということですが、それは、意識のある状態での行動です。

意識があるというのは、自分でコントロールができる状態です。「無意識に動いていた」と思っていることが、実は「意識的に動いていた」のです。

ヨーガ行者が発揮する能力は、この部分にあるのです。一般的に考えられる「無意識領域」を、ヨーガ行者は「意識的」にコントロールできるのです。

潜在意識や深層意識は、学問的にはコントロールできないと考えられているのかもしれませんが、これも「無意識」ではない「有意識」部分です。潜在しているだけで、ないのではなく「意識」はある。だから、それをコントロールすることが可能なのです。

意識さえあれば、コントロールすることも使いこなすこともできるのが、ヨーガ行者の能力です。――というか、人間が誰でも持っている能力なのです。潜在意識は動かしようがない、夢はコントロールできない、と思い込んでいる「一般常識」が邪魔しているのです。その既成概念を取り除けば、可能性はいくらでも拡がります。

意識が働けば、身体も働くようになる

意識を働かせることの重要性に気づいてない人は多いようです。私のところでヨーガ指導をしているSさんは、バイク事故で膝を骨折しました。リハビリに通っているときに、正座ができるようになればいいほうで、それ以上は治らないし、走れるようにはならない、ともいわれました。しかしSさんは、正座ができる程度ではヨーガ指導に支障をきたすので、割り坐(ヴィーラ・アーサナ)や蓮華坐《れんげざ》(パドマ・アーサナ)が組めるようになろうと「意識」しました。リハビリの専門家からすれば、絶対に無理だというレベルなのに、結果的にはちゃんと蓮華坐が

組めるまで復活したのです。もちろん、走れるようにもなったし、ジャンプまでできるようになったのです。医学的に不可能なことでも、「意識」する力のほうが勝っていたのです。

まず意識することが大切です。そしてその目標に向かっての努力も必要です。人間の身体は、通常考えられている以上に、可能性があるのです。ヨーガ行者の実践している数々の難しいポーズも、常識外れなものがたくさんあります。「あんな難しいポーズなんて絶対にできない」という固定観念があると、絶対にできないのです。どんなポーズでも、できるようになる可能性はあります。

もちろん、前述したように難しいポーズができなくても、ヨーガの達人になれます。自分を観察する姿勢

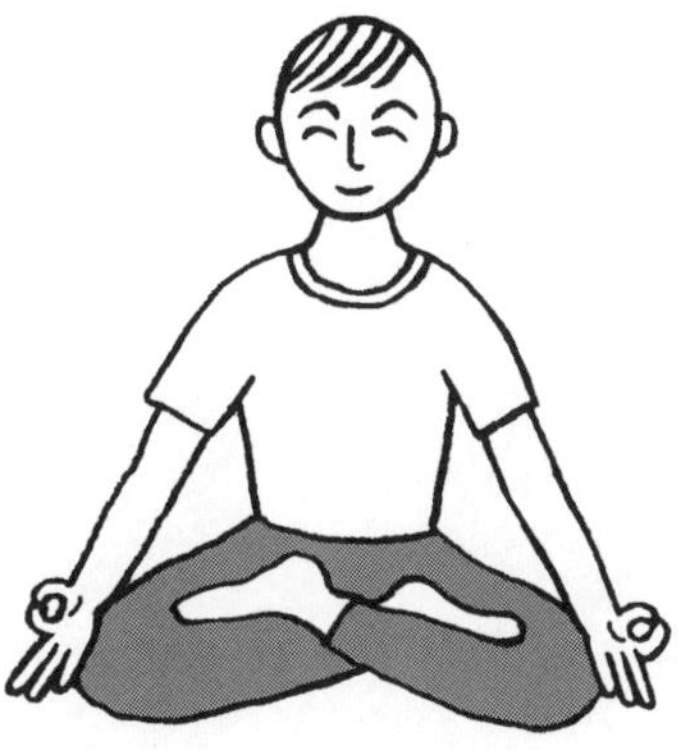

蓮華坐（パドマ・アーサナ）

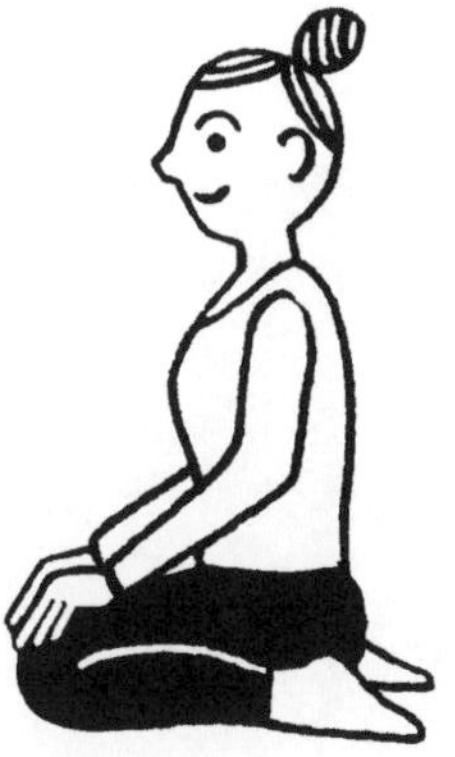

割り坐（ヴィーラ・アーサナ）

を習慣づけられれば、ヨーガの極意は体得できます。

自分の身体はまるでおもちゃ箱

有名な阿波踊りに「踊る阿呆に見る阿呆、同じ阿保なら踊らにゃ損々」という言葉があります。何も意識しないで見ていても楽しいけれど、意識的に身体を動かすことで、楽しさは倍増するという意味合いです。何かを意識する、というのは能動的な行為です。ただ単に見るという受動的な行為では、踊ろうと「意識」する必要が生じません。

鉄道ファンは、自分が気に入っている列車を見ることで嬉しくなり、心が満たされます。しかし、そういう趣味のない人が同じ列車を見ても満足感は得られません。その列車を見たいという「意識」がないからです。

○○という歌手のファンは、その歌手が出ているテレビ番組を観るだけで、興奮するし、楽しくなります。しかし歌手○○に興味のない人は、同じテレビ番組を観ていてもその歌手が出ていることさえ気づきません。

××という車を買った人は、同じ車種の車を街中でよく見かけるようになります。それ以外の人たちは、その車種の車が走っていることさえ気づかないし、車種を見分けることもできません。

どんな仕事でも意欲的に取り組むと、充実感が得られます。しかし、お金のためだけで仕事をしていると、面白くないし、満足感は得られません。つまらない仕事を我慢してやっていると、時間が長く感じられます。仕事に行くのも嫌になるし、ストレスが溜まります。

面白い仕事はあっという間に時間が過ぎ去ります。仕事に行くのも楽しいし、ストレスも溜まりません。仕事の内容を「意識」することで、どんなにつまらない仕事でも面白さや楽しさを見つけられます。

ヨーガ行者は、自分に意識を向けます。そうすると、面白いこと、楽しいことが満載なのを見つけられます。身体をひねってみたら、右と左ではひねり具合が違うなと気づきます。目を閉じたら、目の前にいろいろな模様や色や光が見えて、それが動いているのを確認できます。息を止めてみたら、その瞬間から心臓の鼓動が感じられて一拍ごとに身体が揺れ動くのが確認できます。

私は、自分の身体はまるでおもちゃ箱のようだと思っています。高熱が出て身体がだるくなると、私は「うわっ、身体がだるいって面白い」となります。足首を捻挫すると歩きにくくなります。「こんな変な歩き方は普段できない。楽しい〜っ」と思います。痛さより楽しさが勝るのです。

下痢気味の腹痛でトイレに入ると脂汗が出ます。「もう少し痛くなれば、その後の爽快感が倍増するな。気持ちいいだろうな」と、過ぎ去った後の爽快感を思うと、そのときの痛みは、軽減されるのです。

本当に耐えられない痛みはないというのが私の考えです。「あの痛みは耐えられないよ」という言葉はウソです。生きていたら、耐えられない痛みを体験することはできません。なぜなら、本当に耐えられない痛みが訪れたら、気を失ってしまうからです。人間には、そういう安

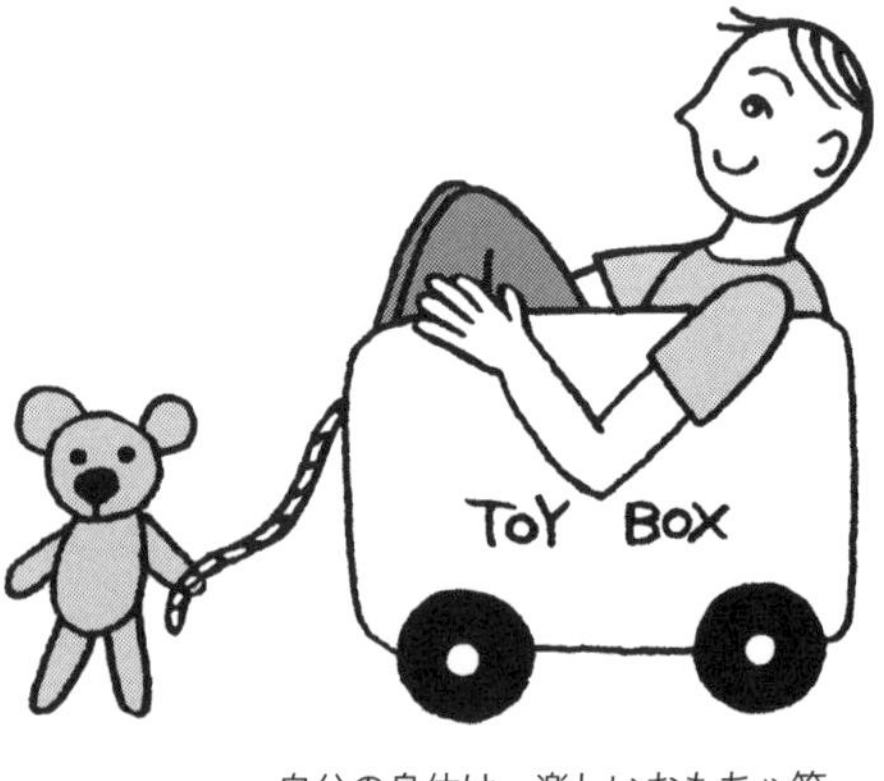

自分の身体は、楽しいおもちゃ箱である！

全装置が備えられています。気を失う寸前までは、その痛みに耐えられているのです。だから、どんなに痛くても、それ以上痛くなれば気を失うのだから心配ないのです。

無意識と有意識の狭間を意識する

本当の無意識というのは、少なくとも仮死状態であったり、夢も見ていない熟睡状態のときですが、その無意識と有意識の狭間を意識すると、とても面白いのです。といっても、仮死状態から蘇生することは滅多にありません。しかも、多分そのときには、狭間を意識する余裕はないでしょう。しかし、睡眠からの目覚めは毎日繰り返されているので、そこに意識を向けることはできます。

最初のうちは気づいたら目覚めていたという状態です。しかし、狭間に意識を向けることを繰り返していると、まさに無意識から有意識にスイッチする瞬間を逃さないで捉えることができるようになります。

目覚めの一瞬手前を
捉えてみよう。

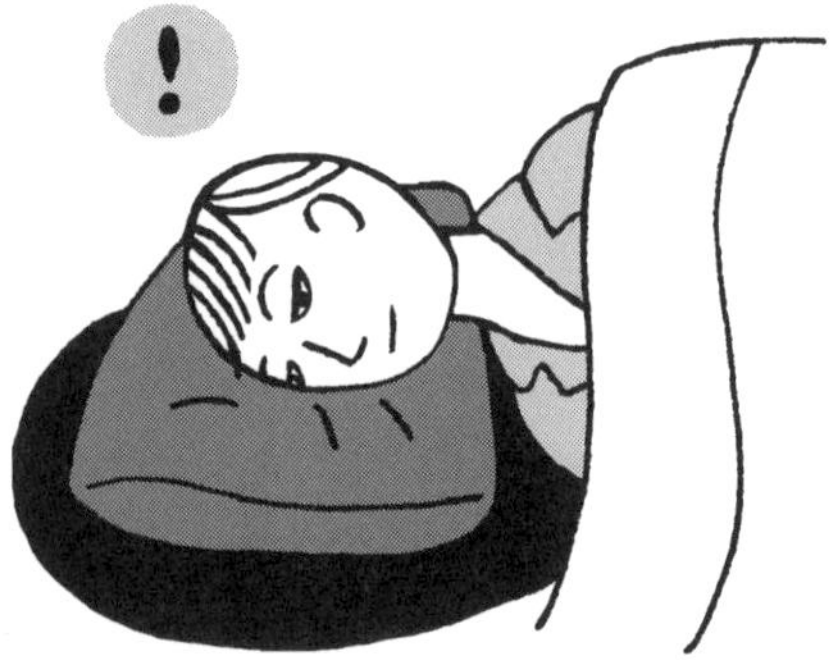

その捉え方のヒントを説明します。「ああ…朝か…」という意識が生じたときは、有意識状態です。それでもまだ半分寝ぼけているでしょう。それから断続的にいくつかの思考が生じます。「昨日何時に寝たんだっけ…」「それより、何時に家に帰ってきたのかなあ…」「タクシーで帰ってきたことは覚えてるけど…何時だったかなあ…」という具合に思考が断続しますが、ここで、一番大切なのは「ああ…朝か…」の部分です。

それ以後は、単に少しずつ目覚めていくだけなので、「無意識から有意識にスイッチする瞬間」とは関係ありません。最初の「ああ…朝か…」の「ああ」の最初の「あ」が生じるほんの少し手前が「スイッチする瞬間」なのです。ピンポイントで、その最初の有意識部分をしっかりと捉える練習をしてください。

これがとても面白いのですが、実際に体験してみなければわからないので、トライしてみてください。この経験は感動的です。ヨーガ行者はこうやって自分に意識を向けて、日々観察しているのです。自分を観察する、自分を知ろうとするだけで、限りない充実感、満足感が得られます。

半眼は瞑想に不向き

自分を知るには、観察から入るのがわかりやすいです。自分を観察するには、まず目を閉じてください。目を開けた状態で見えるものは、すべて自分以外の情報です。自分に意識を向けるには、目を閉じるのが一番簡単です。

「瞑想」も私のヨーガ教室では、目を閉じて実践してもらっています。半眼で瞑想する方法もあるのですが、難しいし、瞑想の練習には不向きです。半眼で瞑想するのに向いている人は、瞑想の達人に限られます。

半眼で、目の前の景色が見えると、通常は意識が動きます。「畳の縁がほつれているな」「アリが巣穴から出てきた」「この湯飲み茶碗は高そうだな」「目の前の花が風で揺れているな」など、さまざまな思考が働いてしまいます。

またマブタの動きも気になります。マブタを動かさないで半眼というのは、ほぼできません。目を開けているとどうしてもマブタは動きます。とくに半眼にすると動きがちです。そうすると、マブタが動く度に心も揺れ動きます。その心の動きは、瞑想の邪魔です。目を閉じていれば、そういう邪魔が入らないので、瞑想しやすいのです。

瞑想の達人レベルになれば、目を閉じていようが、半眼だろうが、目を開けていようが、関係なく深い瞑想状態に入れます。そうであれば、半眼で瞑想しても問題ないですし、それ以前にそのレベルの達人は、瞑想の練習をする必要がありません。

普通の人が瞑想をするとしたら、目を閉じてするべきです。目を閉じると、とりあえず、視覚で得られる外界の情報が遮断されます。そうすると、自分の状態を観察しやすくなるのです。目を閉じるだけなら、身体が硬い人でもできます。また、目を閉じる行為は、いつでもどこでもできるという利点もあります。

「無」にはなれないし「雑念」はなくならない

もし瞑想の指導者から「無になれ」「雑念をなくせ」「無念無想になれ」「執着をなくせ」といわれたら、その指導者は瞑想のことをわかってないのでしょう。無になるなんて無理なことです。雑念はなくなりません。何も念じない、何も想わないなんてできません。生きている限り執着はなくなりません。正しく瞑想を実践していたら、そういう言葉は絶対に出ません。

ヨーガ行者は、集中から瞑想に入り、その瞑想を深めていくという確実なルートを知っています。なぜ集中から入るのかというと、無にはなれないから、一つに集中するのです。雑念をなくそうとすると、むしろ雑念だらけになってしまいます。雑念はなくならないから、その雑念を一つにするのです。念も想いも浮かぶのは当然だから、無念無想ではなく「一念、一想」つまり一つに集中するのです。

執着をなくすことはできないのを、ヨーガ行者は熟知しているから「執着から離れる」ようにするのです。執着というのは何かにしがみつくことです。それをなくしたくないという思いが執着です。しかし、なくならないのを知っているから、ヨーガ行者は手離すのです。そうすると執着から解放されます。なくすのと離れるのでは、全然違います。

手の中のコインがなくなった、というマジックがあります。しかしコインはなくなったのではなく、どこかに移動しただけです。手の中にあったコインが消えたように見せるのがマジックです。しかしコインはどこかにあります。「コインをなくせ」とマジシャンに要求しても、絶対にできません。それはマジシャンだけでなく、誰にもできません。

瞑想の初心者に「無になれ」といっても、できるはずがありません。それは瞑想の初心者だけでなく、誰にもできません。その無理な要求をしているのが「無になれ」という言葉なのです。

何も見えないという経験はできない

目を閉じて何をするのかというと、まずは、目の前を見据えてください。「目を閉じたら何も見えない」と思っている人がいますが、それは間違いです。例えば、目を閉じた状態で懐中電灯の明かりを当てられたら、目の前が明るくなるのがわかります。それは、目を閉じている目の前が見えているからです。

もし本当に「何も見えない」のならば、目の前が明るくなろうが暗くなろうが、わからないはずです。しかし通常は目を閉じていても、外界の明るさや暗さはわかります。それは、目を閉じている目の前が見えているということです。全盲の人のことは残念ながら私にはわかりません。しかしそれ以外の人は「何も見えない」という経験は生涯できません。起きていて意識があれば、目を閉じても目の前の状態を確認できます。

寝ていて意識のない状態のときは「何も見えない」のではなく、見えるとか見えないという、意識がないのです。夢を見ているときは、あきらかにその夢が見えています。

「真っ暗闇で何も見えない」という言葉は間違いです。なぜなら「真っ暗闇」であることがわかるということは、「真っ暗な状態」が見えているからです。見えていないのではありません。暗いと何も見えないという思い込みが、「真っ暗闇で何も見えない」という言葉を生じさせるのです。

目を閉じていても見えているということは、これで理解してもらえたと思います。

目を閉じて見えているのは自分の一部

そこで、目の前をしっかり見据えると、模様や色彩や光などが確認できるでしょう。しかもその模様や色彩や光は、常に動いているのも確認できます。私の分析では、それを三つに分類できます。

一つは「マブタの裏側」と表現されるもの。これは、目を閉じて最初に確認できる模様や色彩や光などです。ここで、模様、色彩、光と三つを並べましたが、光は別物です。模様と色彩は、光によって浮きだされたものだと思えます。距離的な捉え方をすると、模様と色彩は等距離にあって、光はその奥にあります。光が手前にあると、おそらく模様と色彩は見えなくなるでしょう。

そして二つ目の動いているものは「眼球の表面」です。目を開けて眼球を左右に動かすと、それに伴って動くチリや微生物のような画像が確認できます。それを確認した瞬間に目を閉じると、その画像が同じ位置に、まったく同じ動きをしているのがわかると思います。

三つ目は「それ以外」となります。この三つ目が、瞑想、ヨーガ、悟り、ムクティ（解脱）

というキーワードと深く関わっているのです。これについては、その前の二つをしっかりと認識したうえで探っていくことなので、詳しい解説は避けます。――が、ヒントを少し書いておきます。

見えているものは、通常、平面的に捉えていることを認識することからスタートします。つまり一つ目の、マブタの裏側の模様や色彩を平面上で認識しているのです。それは二つ目も同じです。三つ目の「それ以外」というのは、平面的に捉えている画像を、立体的に認識しようというアプローチから、浮かび上がってくるのです。この部分は、知識として知ってもあまり意味がないので、徐々に体験していってください。

まずは特徴的な模様や色彩などに着目してください。そこに意識を向けるだけで、ヨーガの集中練習になっています。

目を開けて見えているものはほとんど自分以外です。ほとんどといったのは、自分の手を見れば、それは自分が自分の一部を見ていることになるからです。それ以外の外の世界はすべて自分ではありません。

目を閉じて見えているのは、自分の一部なので、自分の手を見るのと同じように、自分を観察していることになります。自分を観察する方法は、たくさんあります。例えば、自分の呼吸に意識を向けることも自分を観察することです。「呼吸が浅いな」「安定した呼吸になっているな」「呼吸が乱れてるな」など、自分の呼吸を観察すると、呼吸のいろいろな状態がわかります。自分の姿勢を観察することもそうです「背中が曲がってるな」「ちょっと右に傾いてるな」「坐り具合が不安定だな」など、気づきはいくらでもあります。

そういう観察を重ねて、自分を知っていくのです。

ヨーガは一般的な社会生活にこそ必要

わからないことはコントロールできません。それがわかると、コントロールできるようになるのです。「コントロールする」というのは、コントロールするべき対象を理解しているからこそ、できるのです。何をコントロールするかもわからないとしたら、コントロールのしようがありません。

自分を観察して「呼吸が浅いな」と気づいたら、その瞬間から、ゆっくりとした呼吸を心がけるようになります。「背中が曲がってるな」と気づいたら、背すじを伸ばすようになります。居眠り運転になる前に、「眠いな」「眠りそうだな」と気づけば、車を路肩に寄せて、仮眠ができます。それによって、交通事故を防げるのです。

「朱に交われば赤くなる」という言葉があります。同じことをしている人たちの中に入ると、自分も同じことをするようになる、ということです。これは、自分を見失う行為です。自分の意志で行動するのではなく、周囲に合わせてしまうことです。

マルチ商法の被害に遭ったり、新興宗教にはまったりするのは、自分を見失っている状態です。洗脳というのも集団催眠というのも、自分を見失わせるテクニックです。自分に意識を向けていれば、そういうものに惑わされません。

そうはいっても、ついつい周囲に影響されてしまうのが、人間の弱さです。その弱さをカバーして、しっかりと人生を歩んでいくためのツールとして、ヨーガは最適です。「お隣さんも買いました。今買わないと損ですよ」といわれても、ヨーガを実践していれば「今の自分には必要ないな」と冷静な判断ができるのです。「この値段で買えるのは今だけですよ」といわれても、

「そうかもしれないけれど、自分が買いたいものではない」と、相手の言葉に惑わされない判断を下せるのです。

自分をしっかりと観察し、冷静な判断力が備わっていれば、そういう被害に遭わなくて済みます。自分に意識を向けて、自分を観察し、自分を知ろうとするヨーガは、浮世離れした仙人のものではなく、社会を生き抜いていくごく普通の人にとって役立つものなのです。

できてないことに気づくと上達する

自分を観察すると「コントロールできてない」部分が見つかります。そうすると、その部分をコントロールして、良い方向に向かえるのです。間違ったやり方を生涯続けてしまうケースもあります。それは、「間違っている」と気づかないからです。気づけば、正しいやり方を身につけられます。

お稽古事でも、先生のようにうまくいかないけれど、どこがどう違うのかわからないことが多いでしょう。ヨーガを実践して観察力がついてくると、その違う部分が見えてきます。そうすると、少しずつ先生のやり方に近づけるのです。

できてない部分、間違っている部分、うまくいかない部分などを見つけられると、その日から上達しだすのです。なぜなら、修正すべきポイントがしっかり把握できたからです。できてないのに、できているような気になっていたら、生涯直りません。間違っていることに気づかなければ、ずっと間違ったままです。うまくいかないのに、うまくいっていると思い込んでいたら、いつまでもレベルアップできません。

まずは気づくことです。自分のあらゆることに意識を向ければ、たくさんの気づきが生じます。ヨーガ行者は、自分に意識を向けるエキスパートです。身体の各部分に意識を向けることで身体能力が上がり、身体をコントロールして使いこなせます。

内臓に意識を向けることで、内臓を引き上げるテクニック（ウッディーヤナ・バンダ）を身につけたり、呼吸に意識を向けることで、呼吸法に熟達します。潜在意識領域に意識を向けることで、潜在している意識を顕在化できるのです。顕在化したときに、それは潜在意識ではなくなっています。つまり、顕在意識領域が拡がるのです。

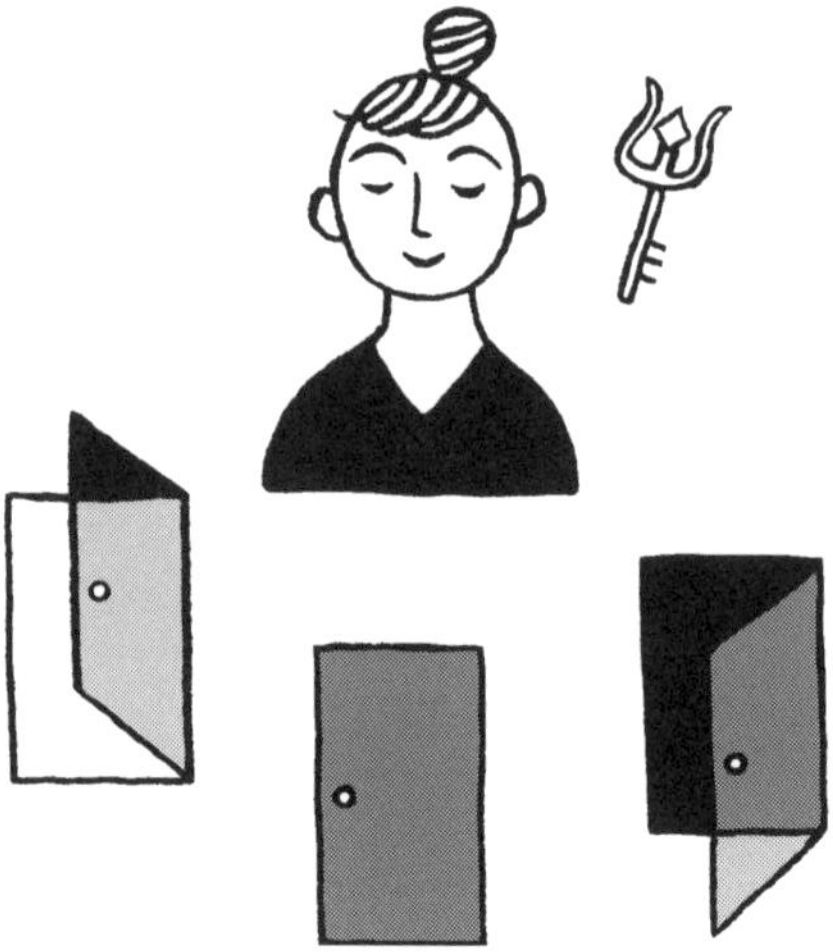

自分の中の閉ざされた扉を見つけ、開放しよう。

自分に意識を向けると、まだ見つかってない意識があるだろうという視点に立てるのです。それによって、潜在意識を捉えられるのです。ヨーガ行者の「意識」は非常識な意識ではなく超常識です。常識的な枠内に限定された意識ではなく、限定解除意識なのです。枠を取り払えば、気づきの量は大幅に増えます。

気づけば、そこからコントロールを始められます。そうやって、自分自身をコントロールできるようになると、生き方が楽になり、さらに充実した人生を送れるようになるのです。

第3章
身体を意識する

身体の使い方に興味があって太極拳を習う

健康法として多くの人が実践している太極拳の目的は、武術なので相手を倒すことです。事実、太極拳の達人は、人を殺せる技を身につけています。

私は一時期、太極拳を習っていたことがあります。武術的な面ではなく、身体の使い方に興味があったからです。1980年頃のことです。その当時、日本で有名なN先生という女性指導者にカルチャーセンターで教わっていました。N先生は、多くの生徒たちの中で、私にだけ違う技を教えてくれるのです。グループレッスンの中で、私だけ個人レッスンという状態です。

陳式という流派の技でしたが、ゆったりとした太極拳ではなく、スピードのある連続技が続くものです。数か月で一通りの流れを終了したときに、次の技として「刀」の練習になりました。これも個人レッスンです。N先生は、ときどき中国に行き、老師から手ほどきを受けてきます。私が個人レッスンを受けていた技は、N先生が自分の練習のために教えていたのかもしれません。老師から教わった技は、繰り返し練習しなければ忘れてしまいます。グループレッスンで、それを教えるわけにはいきません。それで私だけ個人レッスンにしたのかもしれませんが、N先生が故人となった今では、それを確かめるすべはありません。

N先生が中国から帰国した折に、私は立派な青龍刀のプレゼントを受けました。それは嬉しかったのですが、それからしばらくして、私は太極拳を辞めました。その理由は刀でした。もともと私は身体の使い方に興味があって始めたので、武術として身につけようとは思っていなかったのです。

素手の太極拳のときはまだよかったのですが、さすがに刀を振り回す技になってからは、かなり抵抗感が生まれました。それで、太極拳を辞めたという次第です。

太極拳の達人と手合わせをした

太極拳をやっていたのはトータルで5年ぐらいでしたが、その間に中国から高名な老師が来て、指導を受ける機会が何度かありました。その中で対手《トイショウ》の名人が来て、手合わせをしてもらったことがあります。

そのときは二人の老師が来日して指導してくれました。私が手合わせをしてもらった老師は、生徒たちにはあまり人気がなかったのです。多分、当時かなりの高齢で、足腰が弱くなっていたからかもしれません。

しかし私は、この老人のほうが人気の老師より優れていると思い、手合わせをしてもらいました。その老師と私のヒゲ面の風貌が似ていたこともあり、嬉しそうに手合わせをしてくれました。お互いの手首が軽く触れあっただけなのですが、私は戦慄を覚えました。この人は多くの修羅場をくぐっているな、ということがはっきりとわかったのです。

ヨーガによる繊細な感性が、足腰が弱っていると思える老師の凄さを見抜く役に立ったのです。その私の反応を察知したようで、老師は私にだけわかるような秘技を見せてくれました。一見優雅な踊りのように見える太極拳の動きは、相手を倒すための技の連続です。老師の1ミリ単位の細かな動きは、その瞬間に相手を路上に叩きつけて昏倒させるだけの説得力がありました。望んでも経験できないような、とても貴重な体験でした。

5本の指にはそれぞれ目的がある

指先を器用に使っていると、認知症になりにくいといいます。身体の末端まで意識を働かせるからです。編み物、ピアノ演奏、折り紙、プラモデル制作、手芸などやパソコンのキーボード操作のように、指先を使うとともに頭も働かせることで認知症予防になります。

そこで、指先まで意識を行き渡らせるために、指を1本ずつ伸ばすという練習をしましょう。

手のひらが反るぐらい開いた状態から、5本の指を折り曲げて、指先を指のつけ根につけるようにします。このときに、つかない人は近づけるようにします。その状態を保ったまま、指を1本ずつ伸ばしていきます。親指は問題なく伸ばせるでしょう。伸ばしたら元の状態に戻してから、人差し指を伸ばします。それも戻してから、中指を伸ばします。この辺りから1本だけ伸ばすのが難しくなります。そして戻したら、薬指です。この薬指1本だけ伸ばすのはかなり難しいです。最後に小指を伸ばして戻します。

片手ずつ試してください。でき具合に左右差があるのが普通です。たいていは薬指だけ伸ばすのができません。なぜなら一つには、生まれてから今日まで、薬指だけを伸ばすという使い方をしてこなかったからです。

親指を立てるのは世界的に「グッド！」のサインで使われています。フェイスブックなどでおなじみの「いいね」です。ヒッチハイクで車に乗せてもらうときのサインも同じです。人差し指は、まさに人や何かを指さすときに使います。「あっち」「こっち」という方向を指さすのにも使われます。中指を立てるのは、欧米では人を侮辱するときのサインです。小指は、日本では恋人や付き合っている女性という意味で男性が使います。インドでは、小指を立てると「トイレに行く」とか「トイレどこ？」というサインです。

薬指1本だけを伸ばす

指には、それぞれ1本ずつ使用目的があります。薬指も味見するときに使うのですが、この場合は伸ばさないで曲げた状態で使います。つまり、薬指1本だけ伸ばすという習慣はないのです。生まれてから今日まで、やったことがなければ、できないのは当然です。

それと、意識力（意識する力）の問題があります。薬指だけに「伸びろ」という命令を届ける意識が希薄なのです。私はヨーガを実践していて、意識力を使う訓練を常々していますので、薬指1本だけ伸ばせます。私にできるということは、練習すれば誰にでもできる可能性があるということです。それによって、意識力を高められます。

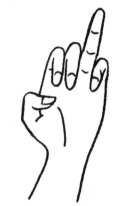

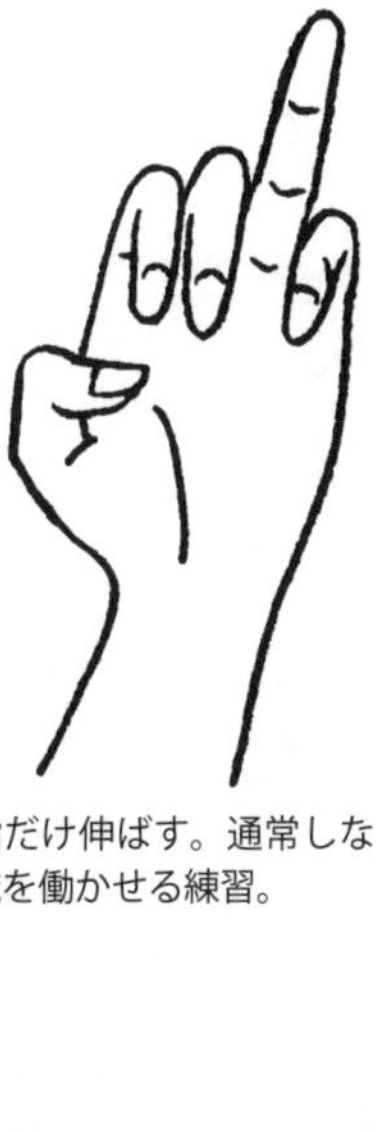

薬指だけ伸ばす。通常しない
意識を働かせる練習。

私は、身体の中で動かしづらい部分や、動かないと思われている部分を動かそうとするアプローチをしています。ヨーガには、そういうテクニックがいくつかあります。内臓を引き上げるテクニック（ウッディーヤナ・バンダ）、腹直筋を立てるテクニック（ナウリ・クリヤー）、心臓の鼓動をほぼ止めるテクニック（フリダヤスタンバ・プラーナーヤーマ）、体温をコントロールするテクニック（トゥンモ）などです。

動かない部分を動かそうとするアプローチは、とても大切です。リハビリはまさにその訓練なのです。動かせなくなった足を何とか動かそうとする努力を重ねていくと、動くようになります。

私はもともと自分の身体を遊び道具のようにしていました。いろいろな身体の動かし方をしていたら、結果的にヨーガのいろいろなポーズをしていたことになっていたのです。ヨーガのポーズを知識として知ったのではなく、自分勝手に身体を動かしていたのです。結果的に、カラスのポーズ（カーガ・アーサナ）、立ち木のポーズ（ヴリクシャ・アーサナ）、逆転のポーズ（ヴィパリータカラナ・アーサナ）などを、名前も知らずに実践していたのです。

自分の身体に興味を持ち、どんな使い方ができるか試していると面白いのです。例

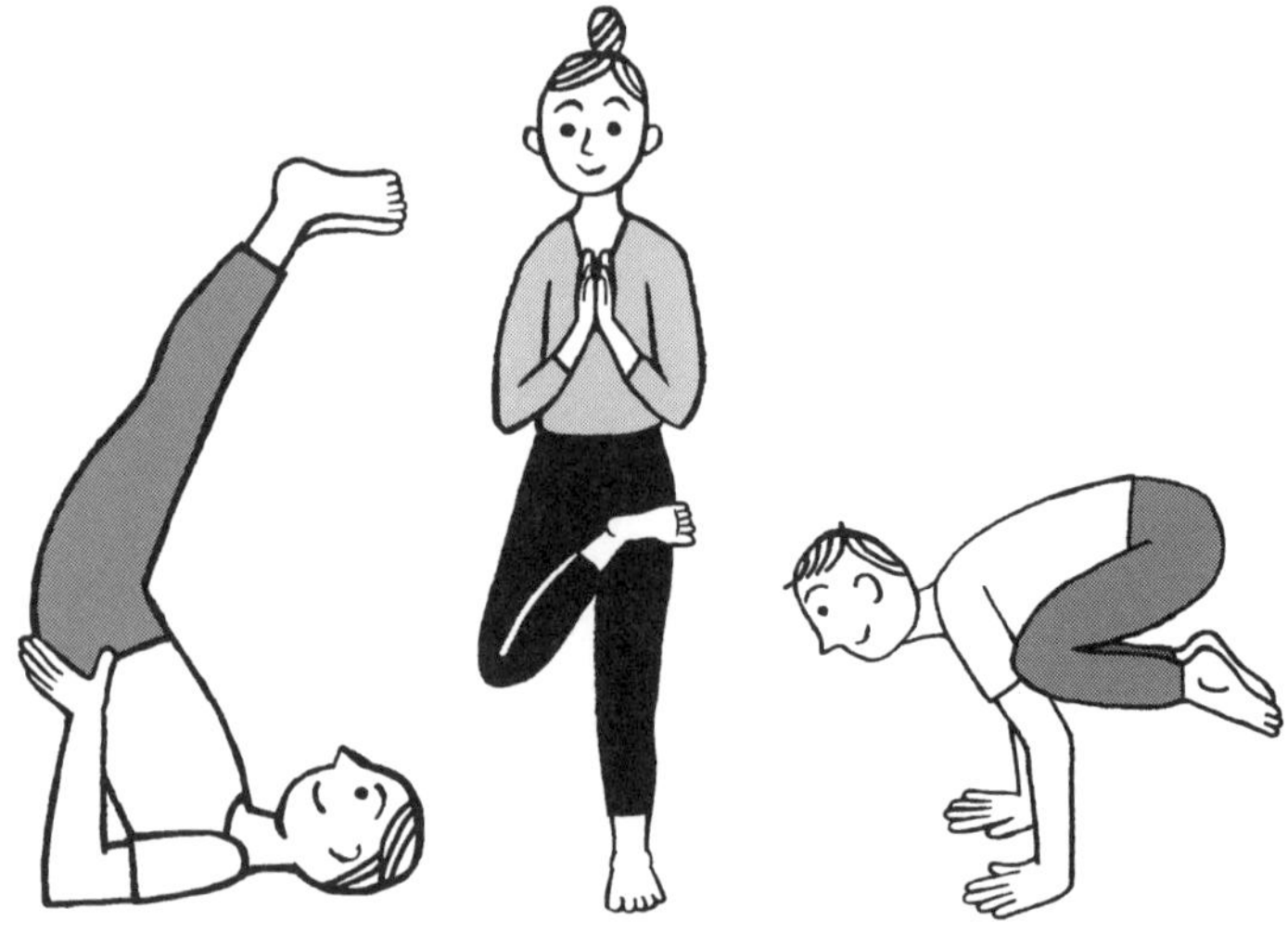

逆転のポーズ（ヴィパリータカラナ・アーサナ）

立ち木のポーズ（ヴリクシャ・アーサナ）

カラスのポーズ（カーガ・アーサナ）

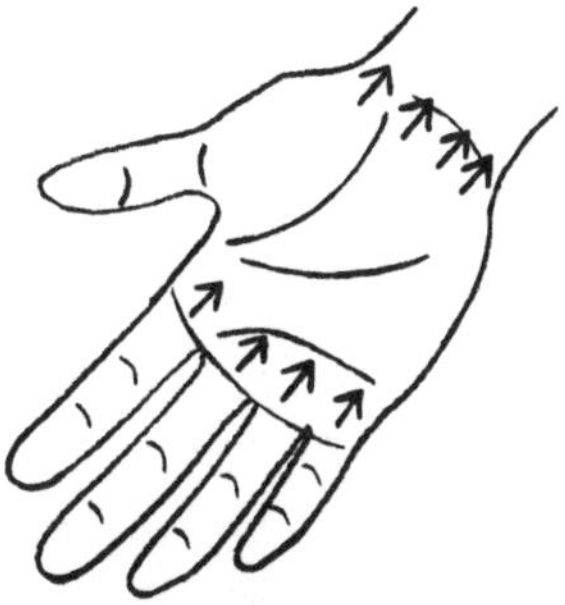

意識で、手のひらの表皮だけを動かす。

えば、手のひらの表皮部分だけ動かせるのを見つけたときは楽しかったです。手のひらの生命線の辺りを中心として、手首方向に表皮が引っ張られるのです。手のひらの表皮全体が動きますが、力は使っていません。「意識」を働かせるのです。これに関しては、実際に見なければ理解してもらえないでしょう。そういうチャンスがあればお見せします。

手のひらの表皮を動かすのは、伝統的なヨーガのテクニックではなく、私が見つけたことです。伝統的なテクニックでは、心臓の鼓動をコントロールして、ほぼ感じられない状態（微細振動）にするというのがあります。また、ヒマラヤの氷河の上で瞑想するときには、体温をコントロールします。

こういうコントロールのうちの一つに、薬指だけを伸ばすというのもあります。心臓のコントロールや体温のコントロールは難しくても、薬指を伸ばすというのは、誰でもいつでも練習できます。そして、練習すればその成果が目に見えてわかるので、ぜひトライしてください。

何となくではなく意識的に歩く

自分の身体との付き合いは、死ぬまで続きます。生涯使うものだから、大切に扱う必要があります。車でも道具でも、しっかりとメンテナンスしなければ、故障もするしガタがきます。身体も乱暴に扱えば壊れるし、メンテナンスしなければ、病気にもなるしケガもするし、寝たきりにもなります。

直立二足歩行は、動物の中で人間が獲得し得た得意技です。健康長寿の人の多くは、しっかりと歩けます。歩けなくなると生命力が急速に落ちます。行動範囲も極端に狭くなるし、得られる情報量も大幅に減ります。それを回避するには、普段から何となく歩くのではなく意識的に歩きましょう。

例えば、歩幅を1センチ伸ばそうとするだけで、背すじが伸びてしっかりとした歩き方になります。そして、ほんの少し早歩きをしましょう。それだけで、健康法としての効果は大きいのです。また、歩いている間は、周囲の景色にしっかりと焦点を合わせます。

前から来る人を見た瞬間に、横から来る自転車に焦点を合わせ、看板を見て、信号を見て、足元の段差も確認する。そういう歩き方をするだけで、足腰が鍛えられ、同時に集中力、視力、観察力、瞬発力などもアップします。それに伴い、精神力や生命力の強化も望めます。漠然と歩いていてはもったいないし、危険です。しっかりと「意識」して歩きましょう。

歩くチャンスを逃さない

買い物から帰って、買い忘れたものに気づいたとします。そうすると、「もう一度その店に行かなきゃならないのか」とがっかりします。または、面倒だからその買い物をあきらめるかもしれません。

私だったら、むしろ「ラッキー」と思います。もう一度その店に行ってくるという、歩くチャンスが増えるからです。がっかりして往復する道のりは、足取りも重くなるし、疲れます。「ラッキー」と思って往復する道のりは、歩調も軽快になるし、楽しいし、疲れません。

往復20分ぐらいの距離に行く用事があって、30分ぐらいしか時間がないときに、私なら、即実行に移します。もし20分しか時間がなければ、少し早歩きして17分で往復すればいいのです。

私が生徒たちとヨーガ教室の近くの喫茶店で和んでいるときに、教室に取りに行かなければならないものがあることに気づきました。その瞬間私は「ちょっと教室に行ってくる」と生徒たちに告げて、喫茶店を出ました。

教室まで普通に歩けば3分、エレベーターに乗り、カギを開けて必要なものを取って、カギをかけてエレベーターで1階に戻るのに、1分30秒、喫茶店に戻るのに3分、という計算をしながら、早歩きします。もちろんこの段階で、教室のカギは手に持って用意しています。

私の計算で7分30秒かかるところを、5分後に喫茶店に戻りました。生徒たちは、早いですねという反応を示しました。早歩きもしますが、必要なことをする前に、その行動のシミュレーションをします。そうすると、無駄な動きをしないで、最も効率のいい行動を取れるのです。

何かをやる必要があって、それができるぐらいの時間があれば、迷わず行動を起こします。

私は1日の生活の中で、歩くチャンスがあれば、逃さないようにしています。

いつでもできる手軽な「その場歩き」

スポーツジムのランニングマシンで歩いたり走ったりとか、プールで水中ウォーキングなどをするのも、健康面の効果はありますが、もっと手軽な方法を紹介します。もちろん、外を歩くチャンスがあればそのほうがいいのですが、家にいるときに、ちょっと立って、その場歩きをしましょう。

足幅は歩くときの感じで、肩幅よりは少し狭いぐらいでしょう。両足の裏はしっかりと床につけたままで、右膝を曲げて、戻すときに左膝を曲げ、左膝を戻すときに右膝を曲げます。その繰り返しをすると、外を歩いているのと同じような全身運動になります。

ついでに歩数を数えると、集中力トレーニン

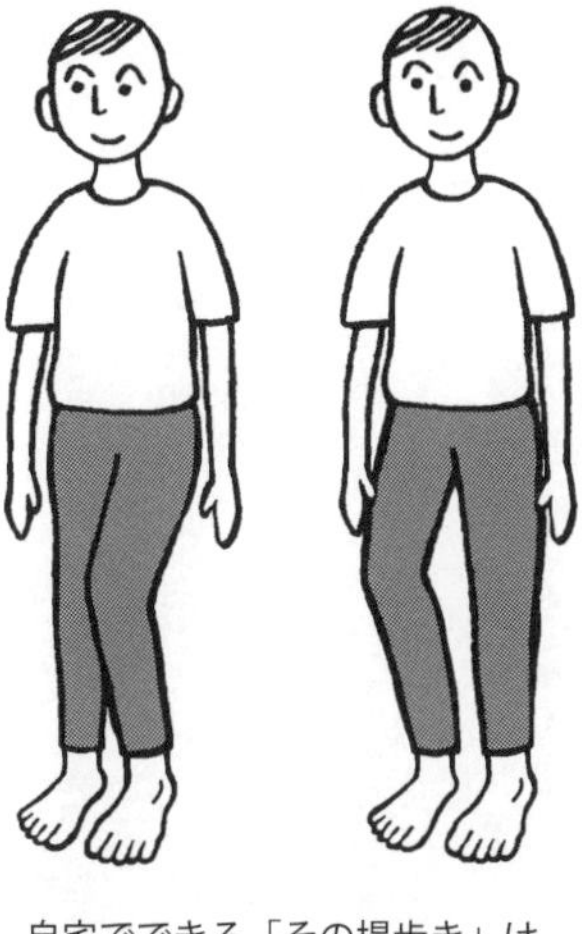

自宅でできる「その場歩き」は、
集中力トレーニングにもなる。

グにもなります。歩数を数えるならば、１（右左）、２（右左）、３（右左）という数え方がいいです。これで１００とか５００とか決めておこないます。

スピードもいろいろと変えてトライしてください。室内でする練習なので、目の焦点移動の練習も加えるといいでしょう。カレンダーの今日の日付（1〜）、ドアノブ（11〜）、リモコンの電源ボタン（21〜）。パソコンのマウス（31〜）、壁の画鋲（41〜）、ボールペン（51〜）、電源タップ（61〜）、ドアホンのスイッチボタン（71〜）、ごみ箱（81〜）、天井の煙感知器（91〜）という具合に、１００までの間に目の焦点移動練習をしましょう。

このときに上半身は脱力しておくと、身体の使い方のレベルが上がります。歩くときでも走るときでも、上半身の力はなるべく抜いておくと、その分、足のほうに力点を置けます。

ヨーガのテクニックにルンゴム（空中歩行）というのがありますが、それはまさに、上半身を脱力して、腕も振らないで1日に１６０キロもの距離を移動します。その場歩きも、腕を振らないでできるといいでしょう。

20パターンの歩き方

私は、誰かと歩くときは、相手の人の歩調に合わせます。しかし、一人で歩くときは、かなりの早歩きです。そして私の歩き方は、見ている人にはわからないけれど、5パターンあります。それに加えて意識的にスピードを変える4段切り替えがあります。掛け算すると20パターンの歩き方になります。5パターンというのは、足の5本の指を意識的に使い分ける方法です。

親指で地面を押すように歩くのと、人差し指を意識的に少し伸ばして、3ミリぐらい先に着地する方法。中指は地面をつかむようにします。薬指は地面をひっかけるように使います。小指は5本の指で地面をしっかり捉えるときの中心的な役割です。

歩き方 / スピード	親指	人差し指	中指	薬指	小指
1普通歩き					
2少し早歩き					
3 早歩き					
4最速歩き					

五指それぞれの意識×四つの速さで、20パターンの歩き方を使い分ける。

親指で地面を押しつけるようにすると、身体の軸がズレないのです。「地に足のついた状態」というのがこれです。人差し指は手でも足でも、同じ役割を持っています。何かを指し示すときや、その先に意識を向けるときなどに使います。足の人差し指に意識を向けると、進行方向に向ける意識がはっきりとします。人差し指が長くなったりはしないですが、意識はいくらでも伸ばせます。それによって、着地する位置が数ミリでも先になれば、結果的に早歩きになります。

中指が地面をつかむと、左右ブレを防げます。進行方向の目標地点を正確に捉えられるので、エネルギーロスがないのです。ルンゴム（空中歩行）で1日に160キロもの距離を移動するには、エネルギーロスがあるとできません。ルンゴムの場合は、遠くの1点を見据えて、一直線にそこに向かうのです。上半身は完全に脱力して、視線は目標地点をしっかりと見捉えたまま進みます。そして目標地点にくると、次の目標地点を定めて進むというのを繰り返します。

薬指の「地面をひっかける」という使い方は、多分、私独自のものだと思います。4段切り替えの「最速歩き」のときに、このテクニックが自然と出ます。小指は、他の4本の指が機能するための司令塔のようなものです。

一人で歩くときに、この5パターンを使い分けながら歩きます。最初は親指と小指に意識を向けることぐらいはわかっても、他の3本の指ははっきりしないでしょう。でもそういう練習を積んでいると、その3本の指にも徐々に意識を向けられるようになります。結果的に、1本1本の指をはっきりと使い分けられるようになります。

4段切り替えというのは、普通の歩き、少し早歩き、腰を落として早歩き、さらに膝の屈伸も加えて最速歩きの四つです。この四つの速さ切り替えは、私が習慣的に早歩きをしていく中から見つけ出したのです。その特徴は、どの速さでも、上半身の上下動がほぼないということです。つまり、上半身だけ見ていたら、エスカレーター移動のように、上半身が一定の高さを保っているのです。こういう使い方で歩けるとしたら、相当に身体能力が高いでしょう。

上半身の高さが一定だと、体力の消耗が少ないのです。その分、しっかりと歩くことにエネルギーを向けられます。陸上選手がこのテクニックの走り方を身につけると、一挙にレベルが上がります。——が、このテクニックを身につけている選手は少ないようです。

股関節が柔軟になると日常生活が一変する

トップアスリートが走っているのを見ていて、「ああ、もったいない走り方をしているな」と思うことが多々あります。たまに、上半身を見事に脱力して走っている選手もいます。こういう選手は多分、股関節が柔軟なのだろうと思います。足の動きが上半身に伝わるのをコントロールするのは、股関節がかなり重要な役割を果たしています。歩くときの前後の歩幅を拡げるのも股関節の柔軟さが関係しています。

股関節を柔軟にするには、二つの動作を習慣づけるといいでしょう。一つは合蹠《がっせき》です。足の裏を合わせて座ります。この姿勢を取ろうとして後ろにひっくり返りそうになる場合は、壁に背中をつけてやってください。そうすると少し楽になります。両手を膝の上に置いて、吐く息に合わせて少し圧します。息を吸うときはその力をゆるめます。その繰り返しを1〜3分ぐらい続けます。

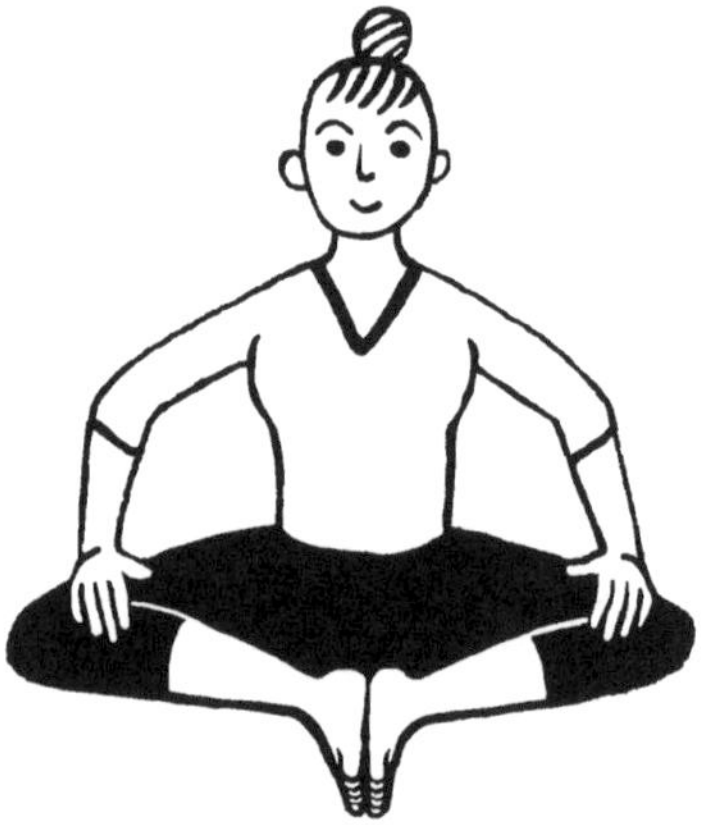

合蹠

二つ目の動作は英雄坐（ヴィーラ・アーサナ）です。これは割り坐ともいいますが、いわゆる女の子座りです。女性は簡単にできるのですが、男性は苦手な人が多いです。正座から足先を開いて、その間に腰を落として1〜3分ぐらい保ちます。しかし、男性は腰が床につけられないかもしれません。そうすると、腰が浮いた状態でその姿勢を保ち続けるのは、かなり苦痛です。その場合は、一つ手前の練習として、横座りを片側1分、反対側1分保つようにするといいでしょう。

この二つの動作が股関節を柔軟にするのに適しています。なぜなら、股関節を内側にひねる（内旋）動作と、外側にひねる（外旋）動作だからです。それによって、股関節の可動域が拡がります。

股関節が柔軟になると、歩く、走るという動作が楽になって、日常生活が一変します。どこかへ出かけるのが苦にならな

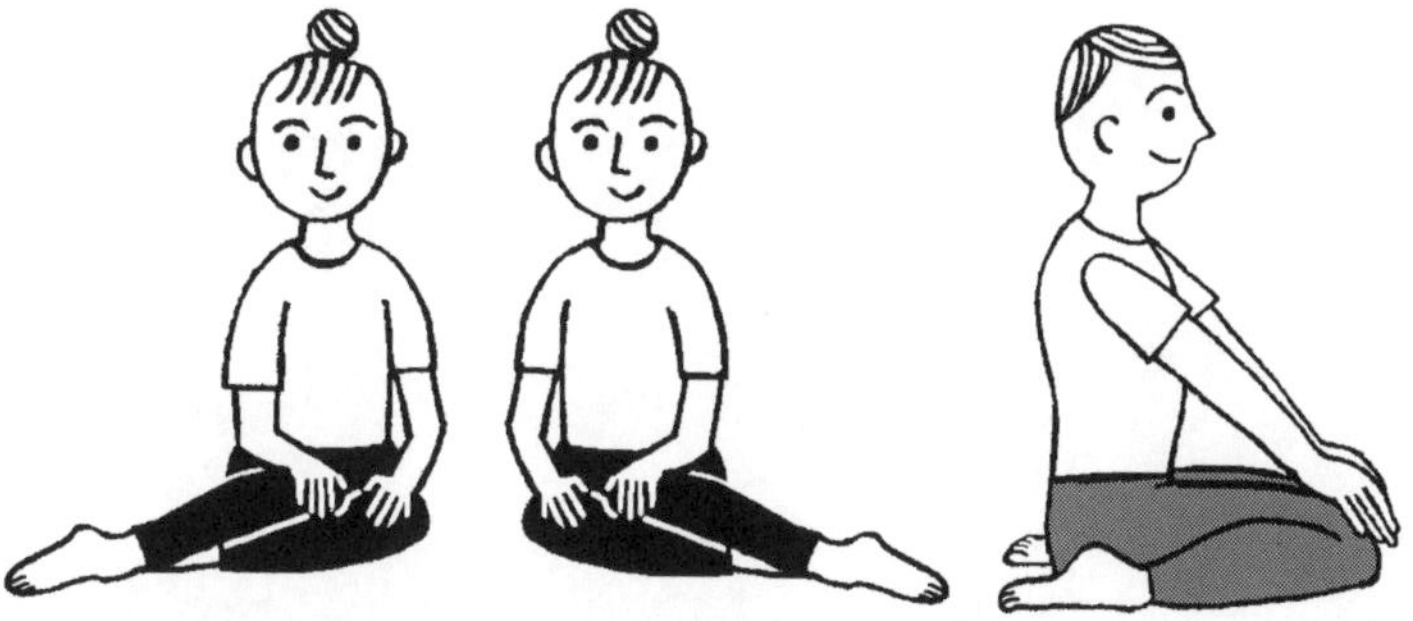

英雄坐が難しい場合は、横座りから。　英雄坐（ヴィーラ・アーサナ）

なくなります。行動力が倍増することで、仕事でも遊びでも、フル稼働できるようになるのです。それによって健康増進、生命力アップ効果が得られます。健康になれて、仕事もバリバリできるし、楽しく遊べるようになれば、必然的に充実した人生を送ることになります。

たかが股関節、されど股関節です。

足首回しのコツ

足首は運動能力のバロメーターで、細い人のほうが運動能力は高いといえます。大相撲の親方が日本中を回って新人をスカウトするときに、一つの目安として足首の細い人を選ぶと聞いたことがあります。私も経験的に足首の細い人は運動能力が高いと感じています。もちろん、ふくらはぎや太ももと比較して細いということです。身体全体が細いというのは、身体能力の目安にはなりません。

足首は細さとともに、柔軟性も必要です。足首の可動域を拡げ、柔軟にすることで、運動能

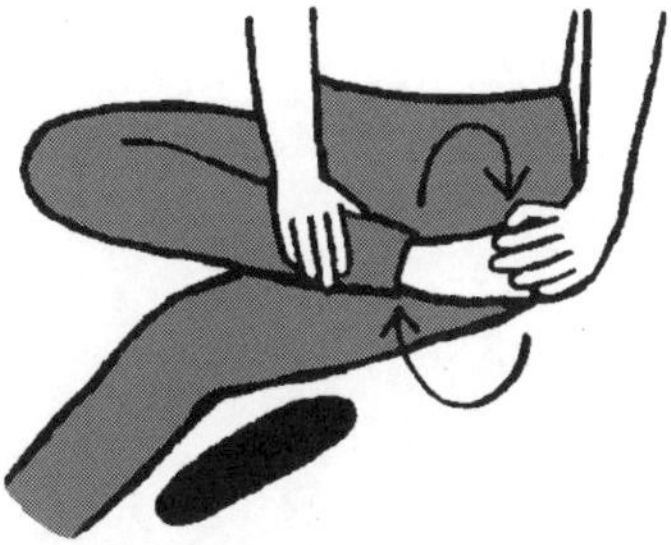

前に伸ばした足を少し曲げ、回す足首がズレないように固定しておく。

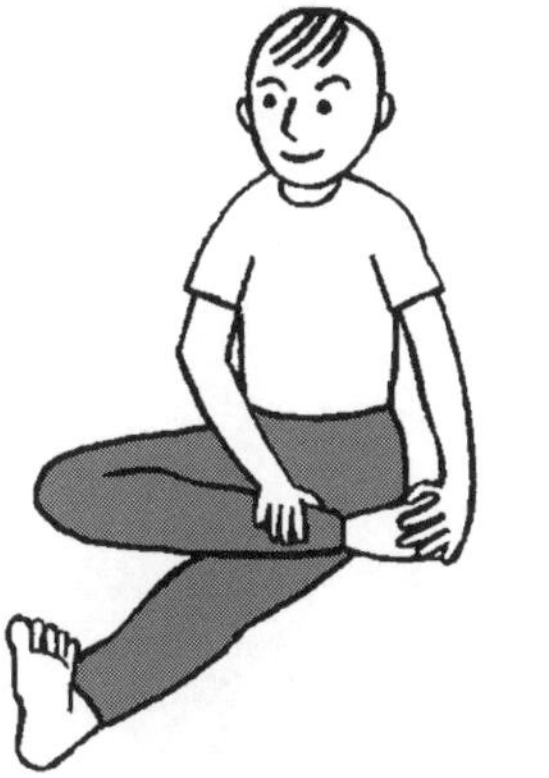

足首をていねいに回し、変化を観察する。

力も生命力も上がります。そのために足首回しをしましょう。ただし、スポーツの準備運動のようにグルグルと回すのではなく、ていねいに回します。そのために必要なのは、観察力です。足首を1回回す間の変化をどれだけ見つけられるかによって、ていねいさが変わります。

まず両足を伸ばして床に座るか、椅子に座ります。右足を内側に折り曲げて、左大腿部に乗せ、右手で足首をつかみ、左手で足先をつかみます。ゆっくり大きく、足先で大きな円を描くようにして右回し、左回しをします。足首の腱を1本1本しっかり伸ばすために、最大限大きくきれいな円を描きます。

このときに床に座っている場合、足先が床に当たって、きれいな円を描けないことがあります。その場合は伸ばしているほうの足の膝を少し曲げるとやりやすくなります。これを1～3分以上ていねいに回してから、足を交替して左足も同じように回します。

そのときに、足先できれいな円を描くためには、足首の軸がズレないようにする必要があります。それには、足首のつかみかたを工夫します。

足首をしっかりとつかんでしまうと、つかんでいる手と足首が連動して動くので、軸がズレます。そこで足首をつかむのではなく、手の親指と他の指で、前後から挟むようにします。足首をつかむ手の指先を、伸ばしている足の上に固定し、足首が回転によってズレないようにするのです。足先を手前にもってくるときには、手の親指が足首のズレを防ぎ、足先が向こうに回転していくときには、中指（または他の指）が足首のズレを防ぐことになります。

足首を回しているときの視線について

きれいな円を描いて回す方法が理解できたら、次に足首を回している間の視線について触れてみましょう。視線というのは、ヨーガを実践するうえで非常に重要です。

また、社会生活を送る面でも重要な要素なのです。例えば、漠然と周囲を見ているのではなく、しっかりと視線の移動ができると、現状認識能力が上がるので、トラブルや事故を未然に防げます。

その逆がスマホを見ながらの歩きです。それによるトラブルや事故が多くなっています。外を歩くときは、目の前や周辺をしっかりと見据えながら歩きましょう。

足首回しのときの視線は、少なくともキョロキョロといろいろなところを見るのはまずいです。「視線はここに定めるべきだ」というような決まりはありません。しかし、足首回しに意識が向いていなければならないのに、それ以外に意識が向くようでは、きちんとした足首回しになりません。目を開けていても閉じていても、足首回しに意識が向いていればいいのです。

足首を回しながら、その状態をしっかり観察ができると、自然に目を閉じた状態になったり、目を開けても、一点を見つめたりという具合になります。つまり、キョロキョロといろいろなところを見ることにはならないのです。

足首回しで観察力強化

そして足首を回している間の、身体の状態と体内変化を観察しましょう。――といわれても、漠然としていて何をどう観察すればいいのかわからないかもしれません。そこで一つ例を挙げてみます。足をつかんでいる手の状態、その手の肘から肩にかけての状態、つかまれているほうの足の状態、その足の膝からつけ根までの状態、伸ばしているほうの足の状態、背中の状態、首の状態など。

つまり全身の状態をつぶさに観察するのです。その全身の状態は、刻々変化し続けています。足首を回すというと、足首だけに意識がいきがちですが、同時に全身の状態も把握することで、観察力がアップするのです。

そしてヨーガ行者は、さらにこの間の体内を流れるエネルギーの状態も把握します。この観察力がヨーガ行者の持つ、シッディ（超常的能力）開発に使われるのです。

さらに、全身の細かなエネルギー状態をつかむと同時に、足首回しを続ける間の意識の変化にも注意します。足首回しに意識を向けているといっても、ずっと同じ意識状態ではありません。どの時点でどういう意識状態なのかを、しっかりと認識するように心掛けます。これだけのことをチェックしながら足首回しをすると、安易にグルグル回すわけにはいかなくなるのです。当然ていねいに回さなければならなくなるし、ある程度の時間をかける必要が生じてきます。また、これだけいくつものチェック事項を書き出すと、それだけでうんざりしてしまうかもしれませんが、それは最初のうちだけです。慣れると、一つひとつのチェック事項を確かめながら回すのではなく、心を静めて、白紙の状態で回せるようになります。そうすると、チェック事項のほうが、その都度浮かび上がってくるのです。

そうなれば、瞑想状態で足首回しを続けられるようになります。瞑想状態というのは、ぼんやりとした状態ではなく、あらゆることが明晰に理解できる状態のことです。だから、ほんの少しの変化でも、的確に捉えることができるのです。

これで、単に足首をグルグル回すのと、ヨーガの足首回しの違いは理解してもらえたと思います。

人はひねる動作の連続で暮らしている

ヨーガでは「ひねりのポーズ」が重要です。――というか、人が生きていくうえで、身体をひねるという行為そのものが重要なのです。身体をひねらないで生活ができるかというと、できません。私たちは走る、歩く、座る、寝るという1日の行動で、身体をひねる行為を多用しています。身体をひねらずに動くことはほぼできません。そのことは、自分の動きを観察してみればわかります。

例えば歩くときに、右足を前に出すと、骨盤が斜めになり、ウエストにひねりがかかります。歩いている間は、その連続なので常に身体をひねり続けています。左右を向いたり上を見たりするので、常に首をひねっています。何かを取るときも食事をするときも、腕はひねる動作の連続です。

スポーツや芸術でも、ひねるという動作が優劣の決め手になります。身体を回転させる技はひねりのテクニックです。スケートでは3回転半や4回転を競っているし、体操も同じようにひねりのテクニックで得点を争います。飛び込み競技や、トランポリン、バレエ、サーフィン、ストリートダンスなど、ひねりのテクニックを駆使するものは、枚挙にいとまがないほどです。

腕をひねる可動域チェック

ヨーガには「ひねりのポーズ」が何種類かあります。しかしここではそういう形にこだわらず、その本質的な「ひねること」を考察します。

まず両腕をまっすぐ前に伸ばしてみましょう。このときに手のひらがどの方向を向いているか確認します。両手のひらが向かい合うように縦向きなのか、斜め下か斜め上を向いているのか、下を向いている。だいたいはこのどれかだと思います。人によっては左右の手のひらの向きが違うかもしれません。自分の身体を意識するというのは、こういう動作についても目を向けることです。

その確認が取れたら、そこからひねったときの可動域をチェックします。両腕をまっすぐ伸ばして、手のひらが向かい合うようにします。そこから腕を内旋（手のひらが下を向く方向）

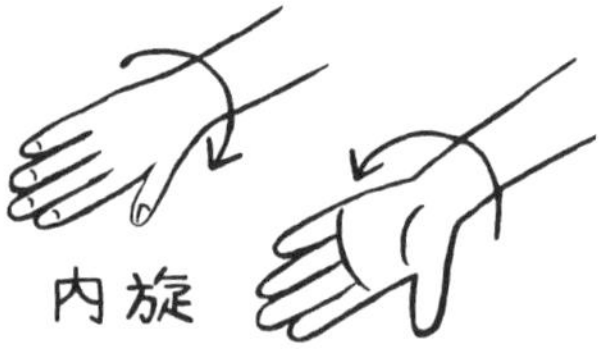

180度ほど回り、両手のひらが外を向く。そのときの指、手首、肘、肩の動きをよく観察する。

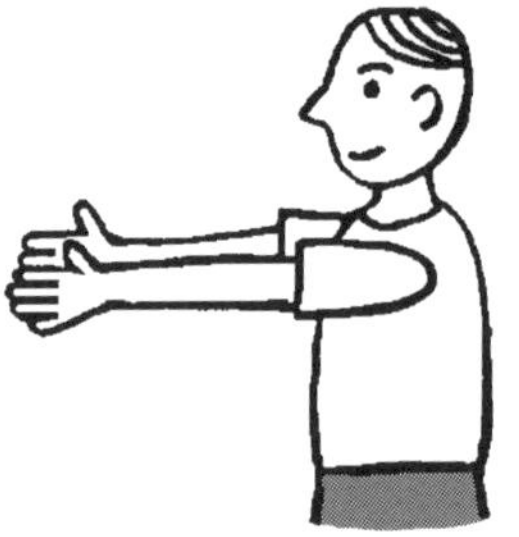

両腕を前に伸ばし、手のひらは向かい合う。

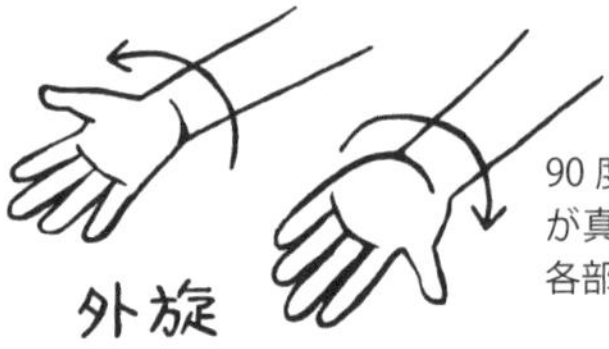

90度ほど回り、両手のひらが真上を向く。内旋と同様に、各部位をよく観察する。

させて、１８０度ひねったところまでいけるかどうかをチェックします。ひねり終えたときに手のひらが外向きになります。

次に手のひらが向かい合う状態から、腕を外旋（手のひらが上を向く方向）させて、90度ひねったところまで持っていけるかどうかをチェックします。ひねり終えたときに手のひらが真上を向きます。腕のひねりは内旋１８０度、外旋90度というのが標準的な可動域の目安です。

もちろん、その角度以上ひねることのできる人は多いでしょう。また逆に、その角度までひねることができない人も多いでしょう。いずれの人も自然にひねった角度をチェックしてください。つまり、たくさんひねろうとする必要はありません。

スタートで腕を伸ばしたときに、肩から指先までをなるべくまっすぐにします。特に指はまっすぐにそろえておきましょう。ひねりはじめは、手のひらと手首が回転しだします。そして肘に回転がかかりだすと、肩にも少し回転が伝わります。その辺りが、自然にひねったときの角度です。それ以上ひねろうとすると、指や手首、肘や肩に不自然な動きが生じます。

それを見つけられる人は、かなりヨーガレベルが高いです。例えば、親指だけがひねる方向に動きだしたり、手首や肘に角度がつきだしたり、肩が上がったりということです。そういう動きが生じたら、無理なひねりになっています。指、手のひら、手首、肘、肩の動き具合を観察しながら、ひねり角度を確認してください。

腰をひねる動作で身体のコントロール能力を上げる

腰のひねり具合もチェックしましょう。両足を肩幅ぐらいにして足先から踵までを平行にします。合掌した手をお腹のところに持ってくると、指先が前方を指し示す形になります。手首をお腹に当てて固定します。尾てい骨から頭頂までの軸がズレないように注意して、腰を右にひねります。

このときに膝を曲げないようにします。合掌した手が指し示す方向で、ひねった角度がわかります。左にひねるのも確認しましょう。左右ともだいたい45度ぐらいが可動域の目安です。

腰をひねるときに、そこから上はひねらないようにします。上というのは、胸や肩や首など

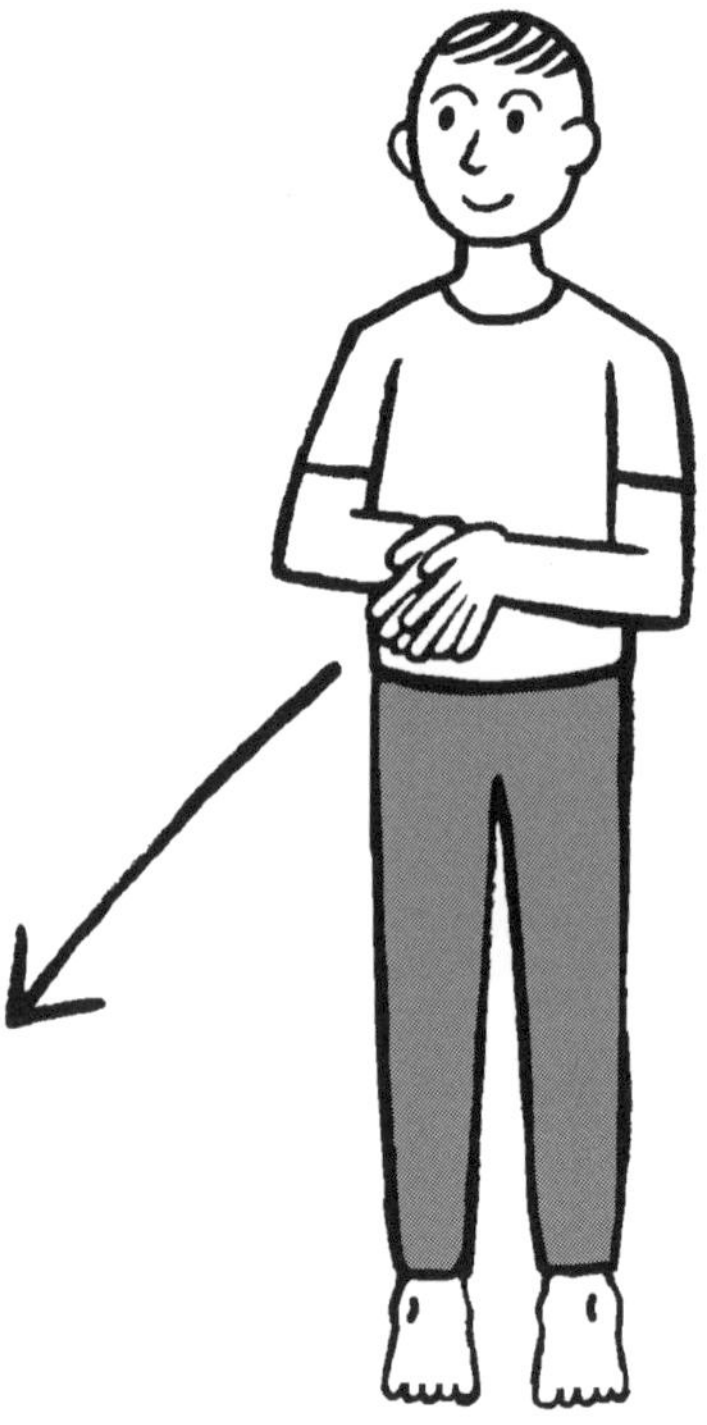

腰だけをひねっているか、ていねいに観察する。角度は、合掌で指し示した方向でわかる。

です。胸や肩や首は、腰の上に乗っているので、腰を30度ひねったとしたら、胸も肩も首も30度の方向を向くことになります。これは重要なポイントなので、しっかりと理解してください。つまり、腰をひねったけれど、胸や肩や首はひねってないのです。

身体の各部分を正確に動かすことができるようになると、ヨーガのクオリティが上がります。クオリティが上がるというのは、身体のコントロール能力や観察能力が上がるということです。腰をひねっていくときに、軸がズレたり、胸や肩や首もひねってしまったりするとクオリティが低くなり、身体の扱い方が雑だということになってしまいます。そうならないためには、身体の細部にわたり観察する「意識力」が必要です。

首だけをひねる

次に首のひねり具合をチェックします。首を傾けたり倒したりしないように注意して、ひねっていきます。ひねり終えたところで、目の前に見える目印と正面との開き具合がひねり角度です。

その、目の前の目印がはっきりしない場合には、確認する方法があります。ひねり終えたところで、鼻先を見てからそのまま視線を上に上げて見える目印です。それがわかりづらければ、ひねり終えたところで、両手で耳を覆うようにしてから、腕を前に伸ばした両腕の間です。その方向と正面との開き具合がひねり角度です。

これはだいたい45度ぐらいが標準的な可動域の目安になります。念のため3回試して、同じ位置に目印があることを確認しましょう。

このときに、首だけをひねるようにして、首から下は動かないように注意します。また、左右のひねり具合の違いも確認しましょう。

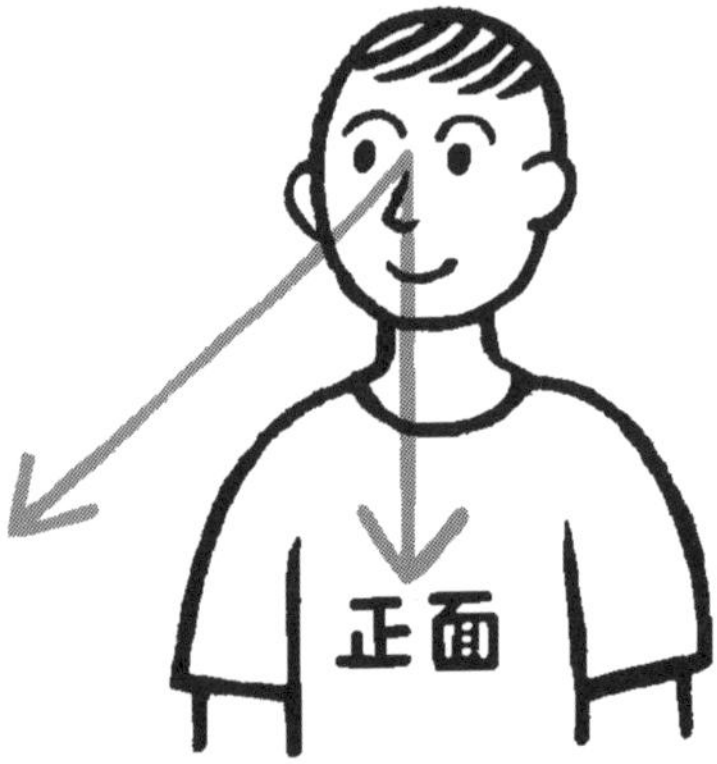

今度は首だけをひねっているか、
ていねいに観察する。

腰と首を正確にひねる

前述の腰をひねる動作と首をひねる動作をつなげます。

両足を肩幅ぐらいにして、足先から踵までを平行にします。尾てい骨から頭頂までの軸がズレないように注意して、腰を右にひねります。このときに膝を曲げないように注意しましょう。45度の位置までひねって止めます。もっとひねることができるとしても、45度で止めます。ひねり終えたところで、腰から下は動かないようにして、首を右に45度ひねります。

45度プラス45度で90度になり、顔が真横を向いた状態になっているはずです。そこから首を戻してから、腰を戻します。首を戻すときには、腰が動かないようにして、腰を戻すときには、腰の上に乗っている首が腰と連動して戻るようにします。戻すときも首が45度まで戻り、次に腰を戻すと正面まで戻ります。

同じように左にひねってから戻します。これをなるべく正確に行います。可能なら誰かと組んで、お互いにチェックし合うと良いです。誰かが実践しているのを、外から客観的に見ることは、自分が実践する以上の勉強になります。

胸と肩をひねるという難しいテクニック

少し難しいひねりのテクニックで、胸と肩をひねるというのを加えます。正面を向いたところから胸を右にひねります。コツは右胸を後ろに引いて、左胸を前に出すようにします。そこから肩をひねります。右肩を後ろに引いて、左肩を前に出すようにします。そして、肩を戻してから胸を戻します。

胸も肩も実際は、あまりひねることができません。ひねったとしても15～20度ぐらいです。この動作中、首を連動させるのですが、これが以外に難しいのです。小さな動きなので、少し意識しないと首を連動させられません。前を見たまま胸をひねると、顔は正面を見たままになるので、それでは首が連動していません。

連動させるには、「首を固める」意識を持つといいでしょう。それはうまくいく可能性が高いのですが、問題は次の肩です。胸をひねって肩と首が連動した、その位置から肩をひねると、首がうまく連動しないでしょう。もし簡単に連動できたと思ったら、多分、観察力不足です。

腰、胸、肩、首という4か所のひねりで、肩だけが一番連動しにくいのです。なぜなら、他の三つは単一なひねりだからです。腰全体、胸全体、首全体がひねる方向に動きます。ところが肩は右にひねろうとすると、右肩（または左肩）が先行して動いてしまう。左肩（または右肩）はそのまま残るか、右肩（または左肩）に合わせてひねることになる。そうするとその動きに首を連動させるのは難しいのです。

腰と胸と首は、その片側だけを可動させる使い方はありません。しかし肩は別々に可動させられるのです。左肩を残して右肩だけを後ろに引くとか、前に出すことができます。だから、首を連動させるのが難しいのです。別々に可動する肩に対してズレが生じるのです。

いずれにしても、胸と肩のひねりは難しいです。――なので胸と肩のひねりは、別々ではなく、胸から肩へつなげてひねってください。そうすると、首の連動がしやすくなります。

ひねりの高度なテクニック

ここまでのテクニックの仕上げとして、全部つなげます。最初に腰をひねる。そして腰をひねり終えたところから、胸をひねって、さらに肩をひねって、最後に首をひねる。そして、戻してくるときも、首を戻し肩を戻し胸を戻して、最後に腰を戻すのです。

そのコントロールがちゃんとできるということは、観察力もかなりあるということです。つまり「今は胸をひねっているな」「今は肩をひねっているな」「首をひねってるな」という観察ができるのです。そして部分ぶぶんを使いこなせれば、このひねる順序を変えてもちゃんとひねることができます。つまり、腰↓胸↓肩↓首、という順序で正確にできれば、首↓胸↓肩↓腰という具合でもできるはずです。

このテクニックは、前述した通り、常にひねる部分より上は連動します。最初に首をひねったとすれば、そのときには腰、胸、肩は動きません。最初に腰をひねったとすれば、胸と肩と首が連動するので、腰のひねり終える角度まで一緒にひねられます。

腰をひねって、次に首をひねったとすれば、腰をひねり終えた角度から首がひねられるということです。その段階で、腰と首はひねり終えているので、残るは胸と肩です。つまり胸と肩は、まだひねる動作を加えることができるということです。

積み木の回転のたとえ

このテクニックの考え方は、積み木でたとえるとわかりやすいです。下からABCDEと積み木が重ねられていると、Aは床に置かれた状態。身体で考えると足の裏にあたるので、ひねりには加わりません。

Bが腰なので、積み木のBを右に少し回転させると、その上に乗っているCDEは一緒に回転します。次にC（胸）を回転させると、その上に乗っているDEが一緒に回転します。同じ要領でD（肩）を回転させると、その上に乗っているEが一緒に回転して、最後にE（首）だけ回転させます。

これが、腰↓胸↓肩↓首という順序でひねるケースです。

これを極端にバラバラにして肩↓胸↓首↓腰というパターンで説明すると、最初にD（肩）とE（首）が回転します。これは肩をひねったときの可動域ですが、その上に乗っている首も回転します。次にC（胸）とその上のDEが回転します。このときに肩は可動域まで回転しているので、胸の回転によって、プラス回転します。首も同じように胸の回転によってプラス回転します。ただし、胸と肩は可動域が非常に狭いので、ほんの少ししか回転しません。だからこそ、繊細なコントロール能力が磨かれるのです。

そして、その位置からE（首）が単独で回転するので、他の部分は動きません。最後にB（腰）が回転する。そうするとその上に乗っているCDEが、プラス回転することになります。

常に回転する部位から上は、単独で回転するのではなく、回転する部位によって固定された

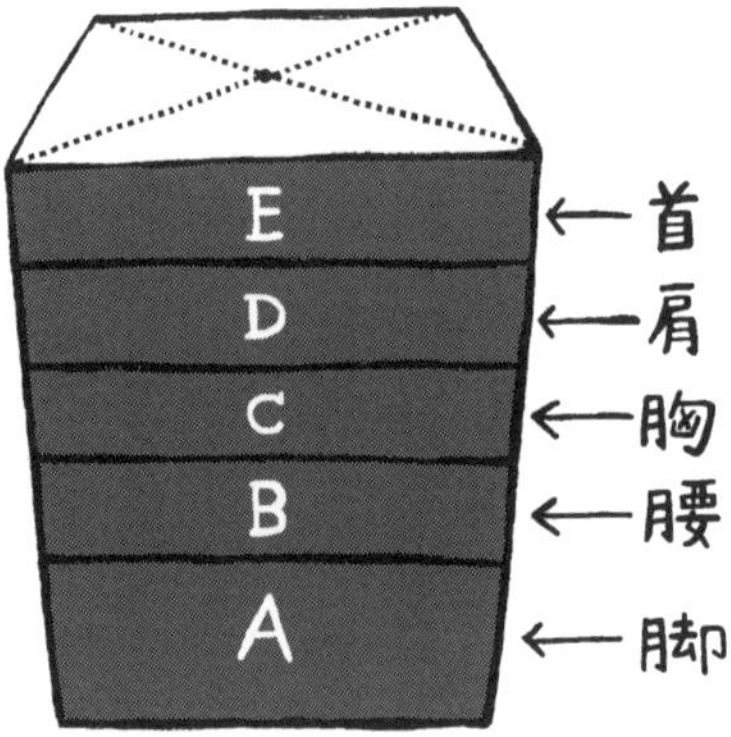

身体を積み木にたとえる。

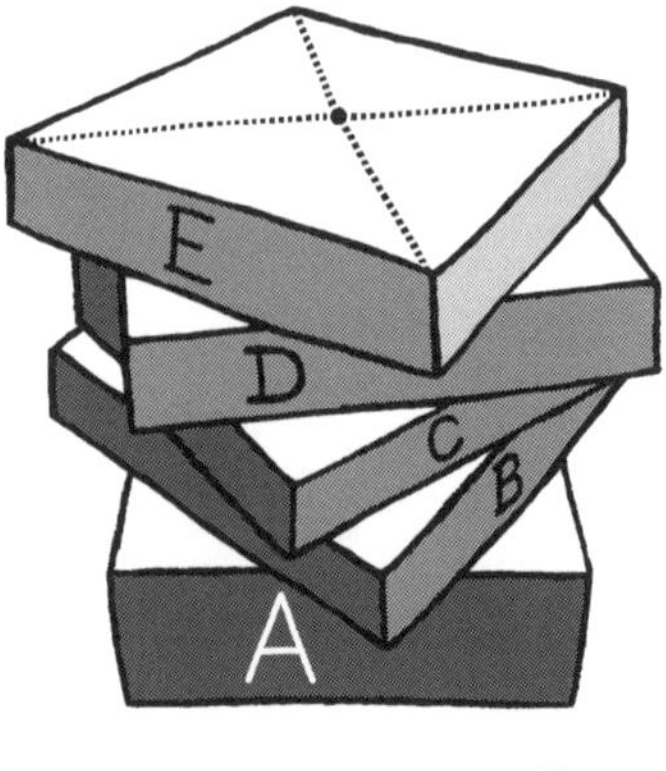

ひねった部分から上は、一緒にひねられる。まずは下から、腰→胸→肩→首の順序でひねってみる。

状態だと考えてください。新幹線でたとえると、移動しているのは新幹線で、乗っている人が単独で移動しているのではないのと同じです。メリーゴーラウンドは床面が回転していて、木馬とそれに乗っている人は、単独で回転しているのではないということです。

身体の部分ぶぶんを、そういう具合に使いこなせれば、たくさんのポーズを覚えるより、はるかにヨーガの達人になれます。

毎日無理せず開脚する

座って足を開く、いわゆる開脚は苦手な人が多いです。特に男性に多いように思います。それどころか座って足を前に伸ばすことも難しいかもしれません。そういう人は壁を背にして足を前に伸ばす練習をするといいでしょう。毎日それをするだけでも、身体を柔軟にする効果があります。そして少し足を開く練習も加えましょう。

柔軟な女性は１８０度開脚ができる人もいます。しかし90度開くのさえ難しい人も多いでしょう。開脚練習のコツは、太ももの脇の筋が少し張る程度に開いて、その状態を保つことです。数分間保っていると、その張り具合が変化してきます。反動をつけて開かせようとはしないでください。逆効果になります。

少し緩んできたなと思ったら少し拡げます。張り具合は左右差があるので、余裕のあるほうを拡げましょう。そしてまた、片方の足に余裕が出てきたら、拡げるようにします。スマホやパソコンを操作したりテレビを観ながら、毎日数分程度無理せず開脚をしていると、数か月で驚くほど開くようになります。

それによって股関節の可動域が拡がると、日々の行動が楽になります。歩くのも楽になるし、立つ座るの反応も軽快になります。結果的に仕事も遊びも、積極的に取り組めるようになるのです。

膝を曲げれば前屈できる

床に座って両足を伸ばして、膝を曲げないで上半身を倒していく「前屈」は、苦手な人が多いようです。柔軟な人は身体が二つ折りになりますが、ちょっと身体の硬い人は足先まで手が届かないでしょう。そうすると「自分は身体が硬い」と思ってしまうけれど、実はその「思い」が、身体が柔軟になるのを邪魔しています。

意識が身体に与える影響は、驚くほど大きいのです。「身体が硬い」と思って前屈するのと、「身体が柔らかい」と思って前屈するのでは、雲泥の差が出ます。少なくとも「自分は身体が硬い」という考えは持たないほうがいいです。

床に座って両足を前に伸ばそうとすると、後ろにひっくり返ってしまう人がいます。そういう人には、前屈は無理なのかというと、そんなことはありません。前屈のアプローチ方法が悪いだけ。実は膝を曲げないで前屈することに問題があるのです。

自分で身体が硬いと思っている人、前屈が苦手な人は、膝を曲げて前屈しましょう。まずは「前屈できない」という意識を解放させること。これが重要です。「前屈できない」と思うのと

「前屈できる」と思うのでは、大きな開きがあります。

両足の膝を曲げて、上半身の力も抜いて、身体を前に倒して、その状態で3分間保ったら戻す。そして、この3分間は、ただ保っているのではなく、1秒に一つぐらいで180まで数を数えます。目を閉じてスタートするときに、ストップウオッチか時計で3分を計れるようにしてみましょう。そうすると、自分の数えた3分間と実際に経過した3分間の誤差がチェックできます。回数を重ねていくと、その誤差が少なくなってきます。

最初は1日1回でもいいので、これを続けていると、徐々に前屈ができるようになります。少しずつ膝の曲げ具合が変わってきて、膝を伸ばしても前屈できるようになっていきます。

どんなに前屈が苦手な人でも、膝を曲げれば前屈できるのです。一番のネックは「前屈できない」という意識です。それさえ取り除ければ、身体は柔軟になります。

身体を逆さまにして肉体上の偏りをなくす

ヨーガの王様といわれるポーズが、頭立ちのポーズ（シールシャ・アーサナ）です。私たちは、日々の生活の中で身体を逆さまにすることがほとんどありません。立つ、座る、寝るという姿勢は取っていても、逆さまになるという姿勢は、普段の生活の中にはないのです。それが肉体上の偏りとなり、いろいろな病気の遠因ともなります。エコノミークラス症候群（急性肺血栓塞栓症）などがいい例です。

長時間座り続けると、足の血流が悪くなり、静脈の中に血栓（血の塊）ができることがあります。その血栓が血流に乗って肺に到達して、肺の動脈を閉塞してしまう。そうすると、呼吸困難が生じます。大きな血栓が肺動脈に詰まると血液が全く流れなくなり、失神やショックを

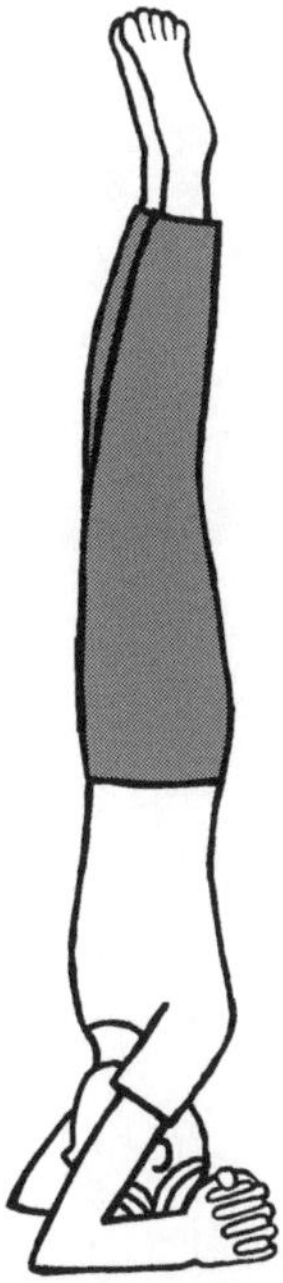

頭立ちのポーズ（シールシャ・アーサナ）

起こすことになります。場合によっては命の危険さえあるのです。

常に足の血流を良くしておくことが大切です。足は「第二の心臓」といわれるほど、血液還流のポンプの役割を果たしています。このことからも、歩くことの重要性がわかります。

身体を逆さまにすることで、血液の環流が促されて、肉体的なバランスが取れるのです。ただし、頭立ちのポーズ（シールシャ・アーサナ）は、簡単にはできないし、危険性もあります。

そこで、それに代わる方法をいくつか紹介します。

簡単に逆転の効果を得る

日本の謝罪方法に「土下座」というのがあります。正座から両手を床について、額が床につくぐらいに頭を下げる謝り方です。

それと同じようにして座った状態から頭を床につけてから、腰を持ち上げてください。可能なら頭頂部が床につくぐらいにしましょう。その状態を1～3分ぐらい保って戻したら、リラックスしてください。これは、頭頂部が床について上半身が逆さまになるので、頭立ちのポーズ（シールシャ・アーサナ）と同じ効果が得られます。

私がヒマラヤで修行しているときに見つけた「逆傾斜ベッド」という方法も紹介します。それはベッドの足のほうを15度ぐらい上げて、傾斜させるのです。その状態で寝ると、血液循環や内臓の位置関係など、いろいろな面でバランス修正がされるのです。

ガンジス河源流のゴームク（標高４０００メートル）で修行したときに、たまたま傾斜地にテントを張ったのです。最初は頭のほうを上にして寝ていたのですが、試しに反対に足のほうを上にして寝ました。そうすると、翌日の体調がやけによくなっているのです。別に体調が悪かったのではないのですが、明らかに元気がみなぎったのです。

その年は、下山するまで毎日その逆傾斜ベッドの状態で寝ていました。帰国して、研修の折に、会議用テーブルに傾斜をつけて、その上で寝てもらいました。研修参加者にはほんの数分体験をしてもらいましたが、それでも逆傾斜ベッドの効果を感じられたようです。その方法は、宇宙飛行士の訓練に採用されているという話を聞いたことがありますが、確かめてはいません。

通常は、ベッドに傾斜をつけるのは難しいです。そこで、足先だけを高くする方法ならば、簡単にできます。大きめのクッションか枕などで、20センチぐらい足先が上がるようにします。それだけでも逆傾斜ベッドの効果はあります。

足の位置を高くするのに、壁を利用するのもいいでしょう。寝た状態で壁に臀部をつけて、足は、その壁を利用して真上に上げます。数分間その状態を保つだけで、かなり、逆転の効果はあります。

さらに、上半身も逆さまにするには、そこから腰を壁に沿って上げていくと、身体がほぼ逆さまになります。ここまで逆さまになると、ヨーガの逆転のポーズ（ヴィパリータカラナ・アーサナ）と同じ状態になります。

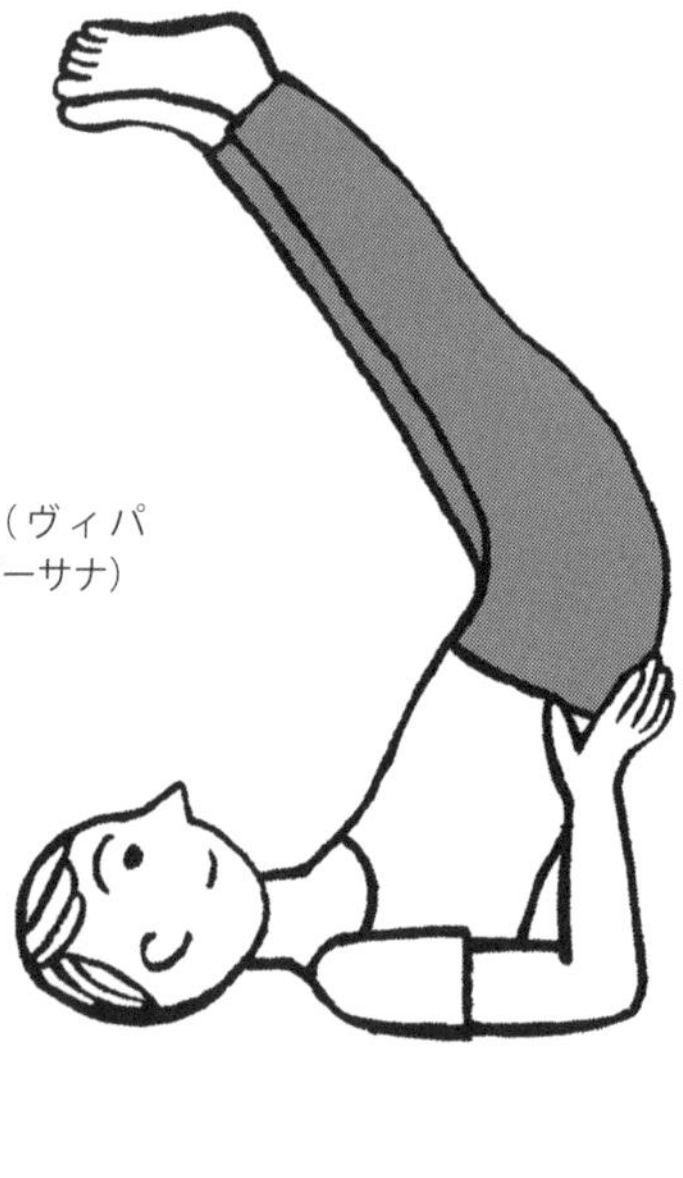

逆転のポーズ（ヴィパリータカラナ・アーサナ）

逆転のポーズの場合は、腕で全身を支えるのでかなりきついのですが、壁に臀部をつけるこの方法だとその部分の負担がないので、楽に保てます。

最低限のバランス能力を保つための3分間バランス

バランス能力は、生きるうえでは、非常に重要です。特に動物では、バランス能力が落ちただけで、死と直結するケースが多いです。人間も、バランス能力が落ちると、ちょっとしたことで転んだり、階段の上下でつまずいたりして、大ケガをすることになります。老人の場合は、転倒が命取りになることも多いようです。

バランス能力強化の簡単な方法は、両足をそろえて立ち、3分間目を閉じて保つのです。バランス能力の低下している人は、これだけでもふらついてしまい、両足をそろえて立っていられなくなります。そういう人の場合は足先を少し開いてもいいです。

これで3分間保てれば、最低限のバランス能力はあると考えていいでしょう。また、肉体的に衰えだした老人の場合は、この3分間を毎日1回でも続ければ、気力が充実してきて、生命力の向上につながります。

そして、この3分間は、ただバランスを保っているのではなく、前屈のときと同じように1秒に一つぐらいで180まで数を数えます。これをするとバランス能力と共に、冷静な判断力や観察力、集中力の強化にもなります。

簡単な立ち木のポーズから徐々に難しくする

綱渡りをする人は、長い棒を水平に持ってロープの上を渡ります。長い棒を持つとバランスを取りやすくなるからです。棒を持たないとバランスが難しくなりますが、その場合は、両手を拡げてバランスを取ります。

ヨーガの立ち木のポーズ（ヴリクシャ・アーサナ）（76頁参照）は、足も両手も固定された状態になるので、かなり難しいのですが、慣れれば長時間でも続けられます。私の教室では、片足バランスの保持時間を計る「修行クラス」を実施していたときがありました。アイマスクをして右足で立って2時間18秒、左足で立って3時間20分53秒という記録が残っています。

これほど長時間、目を閉じて片足で立ち続けると、バランスが崩れるということはなくなり、最後はバランス以外の何らかの事情で終えることになります。

長時間の片足立ちバランスをいきなりおこなうのは無理ですが、まずは片足立ち2分間のトライをしてください。最初は片足を床から離して、その足と両手は自由にしておきます。最初は目を開けたまま2分間の片足立ちでいいでしょう。

慣れたら、目を閉じて2分間できるようにします。目を閉じると平衡感覚が狂うので、バランスを取るのが難しくなるでしょう。バランスが崩れ

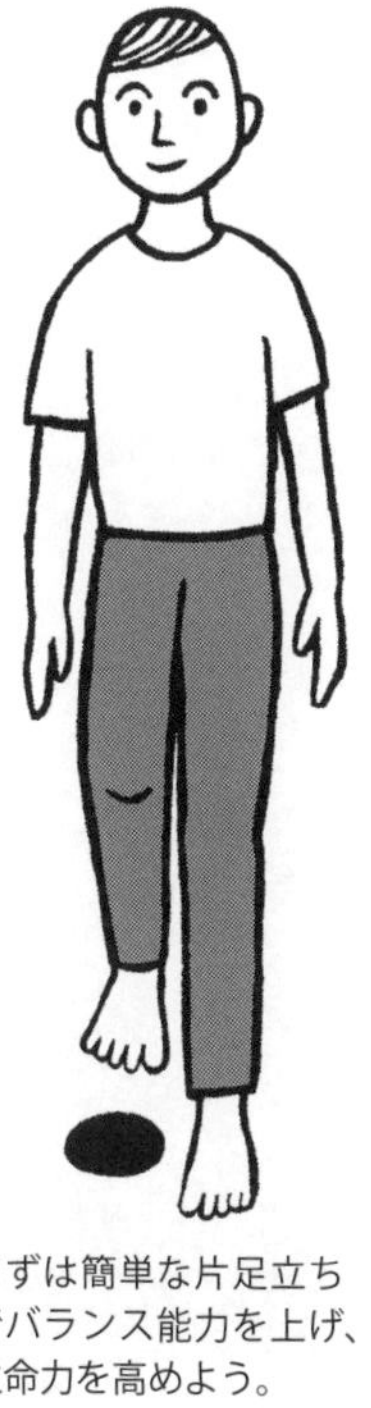

まずは簡単な片足立ちでバランス能力を上げ、生命力を高めよう。

そうになったら目を開けて安定させて、また閉じるということを繰り返します。目を開けたときに目の前の一点に視点を定めて、バランスを安定させます。そして、目を閉じたときに、その一点と同じ場所に視点を定めるようにします。それによって、目を開けているときと同じぐらいの安定が得られます。

体力測定では通常1分間なので、2分間はその倍の長さです。片足で立つだけで、足腰が鍛えられます。両足で4分間の時間を割くだけでも、バランス能力は鍛えられます。

バランス練習のためには、この間、床についているほうの足は、移動させないでください。足指で床をつかむような意識を持つといいでしょう。

これで慣れたら、軸足の甲に自由にしていたほうの足を乗せましょう。そうすると、バランスを取るために自由に動いていた足が固定されるので、難しくなります。ただこの段階でも両手は自由なので、バランスを取るために動かせます。その両手も合掌するとさらに難しくなります。

こうして、簡単な方法から徐々に難しい方法に挑戦していくと、バランス能力は楽に身につきます。またバランス能力が高くなれば、それに伴って集中力、精神力、胆力、生命力も引き上げられます。

いつでも気軽にできるものから実践する

三日坊主という言葉があります。張り切って新しいことを始めても、長続きしないことを表しています。中年男性が意を決してヨガスタジオに入会したものの、周囲が女性ばかりで、しかも自分だけがやけに身体が硬い気がして行きづらくなり、結局辞めてしまったというケースは多いかもしれません。

せっかく始めても、三日坊主になってはもったいないといえます。ここまで紹介した方法は、いつでも気軽にできるものばかりです。意を決してヨガスタジオに行かなくても、始められます。例えば、手の薬指を伸ばそうと試みる（75頁参照）には、場所も時間の制約もありません。コーヒーを飲みながらでも、書類に目を通しているときでもできます。

本当にいつでもどこでもできるのは、目を閉じることです。もちろん車の運転中はできません。そういう常識的なことを踏まえれば、いつでもどこでも、パッと目を閉じた瞬間、その目の前にとてつもなく広大な宇宙が出現します。集中練習でも瞑想練習でも、思う存分堪能できるのです。

また、買い物に行くときや、職場に行く通勤のときなどのいつもの歩きに、ちょっと工夫を加えることも簡単にできます。少し歩幅を拡げたり、呼吸数を数えたりすれば、歩いているだけでも楽しくなります。

足首回しやひねる動作、開脚、前屈、逆転、バランスなどは、それなりの場所と時間が必要ですが、自宅にいるときならば気軽にできます。職場でも休憩時間を利用すれば、ちょっとした気分転換になります。少なくとも、ジムに入会して月謝を払うというハードルはないので、大いに実践してください。

第4章

呼吸を意識する

180歳という超長寿の可能性

赤ちゃんが生まれる瞬間は「オギャー」と声を出します。これは息を吐く行為です。母親の胎内にいる10か月間は羊水に包まれているので、口や鼻での呼吸はしていません。誕生の瞬間から、呼吸が始まるのです。そして死ぬときは「息を引き取る」といって、息を吸って終わります。

私は、近親者が亡くなる瞬間に「ヒッ」という声（呼吸音）とともに、短く息を吸う場面に立ち会った経験があります。この体験だけでは言えないかもしれませんが「息を引き取る」という言葉があるのは、死ぬ瞬間にほんの少し息を吸うからだと思います。

息を吐いたときから始まり、息を吸って終わるとすれば、呼吸が人生の始まりと終わりのサインだということになります。では、なぜ息を吸って終わるのだろうという疑問が生じたときに、私の中でヒンドゥー教の輪廻《りんね》（生まれ変わり）思想とつながったのです。

つまり、死んでは生まれ、また死んでという繰り返しが輪廻なので、息を吸って終わる。その吸った息は、生まれ変わった人生で「吐いて」スタートするためのものだとすれば、納得がいくのです。

この考え方は、180歳のヒマラヤ聖者が登場する、私の処女小説の臨終話に使用しました。ヨーガの目的はムクティ（解脱）であり、それは二度と生まれ変わらないということです。ところが、息を引き取ると、来世に生まれてくるために「息を吸って」終わることになります。そこで、プラーナ・ギリというヒマラヤ聖者は、ゆっくりと3回「息を吐いて」180年の人生を終えたのです。「オギャー」と生まれてくる来世を迎える必要のない終焉です。

180歳という超長寿は小説上の話なのですが、不可能ではない話です。テロメアの短縮から単純に算出された人間の寿命は250年です。それから比べると180歳は十分に可能性のある年齢です。

テロメアというのは真核生物の染色体の末端部にあって、染色体末端を保護する役目を持っています。そして、細胞分裂時の染色体の正常な分配に必要とされているのです。

テロメアは細胞分裂によりDNA複製が行われる度に短縮していき、一定の長さ以下になると細胞は分裂を停止してしまうのです。このためテロメアは『分裂時計』あるいは『細胞分裂数の回数券』ともいわれています。

長寿の種《しゅ》の細胞は、短命の種の細胞よりも死ぬまでに多くの回数増殖するのです。例えば、新生児のマウスの細胞は3年の寿命をもっていて、約15回細胞分裂します。新生児のニワトリの細胞は12年の寿命をもっていて、約25回分裂します。人間の細胞は約50回分裂します。約175歳の極限寿命を持つガラパゴスガメの細胞は、約110回分裂するという具合です。

そして、人間の細胞が約50回分裂するのは新生児であり、年を取るごとに細胞分裂の回数は減少していきます。約5年で1回分減少していくので、そのまま単純計算すると5年×50回で、250歳まで生きられることになるのです。

これはテロメアの細胞分裂に限って計算したものなので、寿命を縮める多くの要因を加えていくと250歳というのは現実的ではありませんが、180歳ならばまったく否定されることではないでしょう。

ヨーガの奥義は小説仕立てで書いた

私が『ヒマラヤ聖者が伝授する《最高の死に方&ヨーガ秘法》』（ヒカルランド）という小説を書いたのは、実践書では書けないことを存分に書こうと思ったからです。ヨーガのテクニックは、実践書で書こうとすると限界があります。

私は「地上1メートルを超える空中浮揚」に成功しました。その写真とともに詳細なテクニックを書いて『ヨーガ奥義書第一巻・空中浮揚』（出帆新社）を、1992年に出版しました。その後、リニューアルして『時間と空間、物質を超える生き方』（ヒカルランド）として現在に至っています。その空中浮揚を多くの人に実技指導するのは難しいことです。特に「意識」を働かせる部分は、教えても伝わりにくいといえます。

瞑想も伝わりにくいけれど、意識はもっと伝わりにくいのです。なぜ伝わりにくいかというと、「目に見えない」からです。瞑想の場合、目を閉じている目の前を見据えるテクニックなどは、はっきりと目に見えます。瞑想中に神様が出てきたり、自分の身体が岩のようになったりと、五感で感じられる現象が多いのです。

しかし、私のいう「意識」は、「気」が感じられるような意識より、もっと繊細なものなので、手掛かりがありません。「気が感じられる」というのは、例えば、手のひらにゴムまりのような感触があったり、泡に触れたように感じたりすることです。

空中浮揚では、部屋中に自分の意識を満たすのですが、この場合は、ゴムまりとか泡ではなく、五感では感じられない、原子や素粒子レベルの意識を満たします。これを実技指導するのは難しいことです。

私が体得した、心臓の鼓動をほぼ止めるテクニック（フリダヤスタンバ・プラーナーヤーマ）や、体温をコントロールするテクニック（トゥンモ）や、空中歩行（ルンゴム）なども、実践書での紹介は難しいのです。

第4の呼吸とされるケーヴァラ・クンバカも、究極の呼吸法とされ、実践書にそのテクニックが書かれたことはありません。マハー・サマーディ（偉大な悟り）という、自らの意思で自然死するテクニックも、やはり実践書で紹介するのは無理です。

そこで、小説というフィルターを通せば、どんなことでも書けると考え、ヨーガの秘儀や秘法を、前述の小説『ヒマラヤ聖者が伝授する《最高の死に方&ヨーガ秘法》』の中で披露しました。

ヨーガに関する究極の奥義に興味がある人は、それを参考にしてヨーガ修行をしてください。

クンダリニー覚醒は誰でも安全に体得できる

その中で例外的に、実践書として出版して実技指導もしているのが『クンダリニー・ヨーガ』（BABジャパン）です。クンダリニー覚醒は、現在私の指導で修行している人の中で、ほぼ成功の目途が立っている人が出だしています。このことからも実践書として出版して間違いではなかったと思っています。

クンダリニー・ヨーガはヨーガの七大流派の一つで、人間に内在しているシャクティと呼ばれる、とてつもない大きな力を覚醒させる技法です。いざというときに、とてつもない大きな力が発揮される「火事場の馬鹿力」は、その表れの一つです。交通事故や出産のショックでも、クンダリニー覚醒が起きてしまうことがあります。

そうすると、幻聴や幻視などが起きて、まともな社会生活が送れなくなります。精神科病院の入院患者の中にも、事故でクンダリニー覚醒が起きてしまった人がいます。

クンダリニー覚醒を目指す人はかなりいるようですが、覚醒させるだけなら、そういう乱暴な方法を取れば誰にでもできてしまいます。そうではなくて、むしろ覚醒させないコントロール能力を身につけるべきなのです。いつでも安全に覚醒させられる身体の準備をしておくのが、私の提唱する「クンダリニー・ヨーガ」です。

私がクンダリニー覚醒技法を体得したのは、ヨーガ経典に記述してあったからです。いくつかのヨーガ経典を読み解くと、クンダリニー覚醒技法は「シャクティチャーラニー・ムドラー」というテクニックだと書かれてあります。そしてクンダリニー覚醒が起きるシャクティチャーラニー・ムドラーを成就させるには、ムーラバンダ（肛門の引き締め）を徹底的に実践する、ということまでヨーガ経典には書いてあるのです。

ここまでヨーガ経典を読み解けば、あとはムーラバンダを実践するのみです。その結果、私はクンダリニー覚醒を安全に成就したのです。それなのに、私と同じ方法でクンダリニー覚醒法を実践している人や、そういう指導をしているヨーガアーシュラム（道場）は、インドにも日本にも、他の国にもないのが不思議です。

私がインドで訪れた「クンダリニー・ヨーガ」のアーシュラム（道場）は、クンダリニーとは全然関係ない瞑想を指導していました。また、石畳に尾てい骨を叩きつけて、強引にクンダリニーを覚醒させようとする危険なヨーガ道場もありました。そこは世界的に知られている瞑想団体なのに残念です。

私と同じようにヨーガ経典を読み解いて、ムーラバンダを積み重ねれば、確実にクンダリニー覚醒に至れます。しかしそういう修行をしている人もヨーガ指導者も、ヨーガ団体も出てこないのは、理解に苦しみます。クンダリニー覚醒技法は、秘法でも秘技でもありません。ヨーガ経典に示されている通りに地道に修行を重ねれば、必ず体得できるのです。

息を止めて肛門を引き締め続ける

クンダリニー覚醒が、秘法でも秘技でもないことを示す良い機会なので、その方法を説明します。

まず、通常肛門は閉じられています。肛門が開いたままになるのは、死んだときです。その意味では、肛門が閉じているのは生きている証です。その閉じている肛門を引き締める力が強ければ、生命力が強いということです。

そのことを私から学んで実践し続けている格闘家が何人もいます。その関係で格闘家と知り合う機会が多いのです。格闘技は生命力の強さで勝敗が決まるので、肛門を引き締めるムーラバンダの練習に励むのは当然のことです。

その練習方法は、肛門を引き締めてゆるめることを繰り返します。ある程度体感するには、100万回を目標にするといいです。100万回というのは、それほど大変ではありません。1日1万回行えば、3か月少々で越えられます。2〜3時間で1万回は越えるので、通勤中でも仕事中でも、食事中でも続ければ簡単にクリアできます。

閉じられている通常の状態から肛門を引き締めるのは、誰でもできます。例えば、大便のときには肛門が収縮します。これは肛門を引き締める動きです。また、重いものを持ち上げるときに「ンッ」と力を込めますが、この瞬間に肛門が引き締められます。自分の持てる力を結集するときに、肛門が引き締まるのです。このとき普通は息が止まります。そして息を吐くと、肛門もゆるむのです。

ムーラバンダは、肛門をゆるめないテクニックです。つまり、肛門を引き締めた状態のまま持続するのです。これが、簡単なようで非常に難しいのです。

肛門を引き締めて息が止まり、息を吐くと肛門がゆるむのは、誰にでも確認できます。しかし、肛門を引き締めた状態を持続していても、すぐにゆるみだすのです。ヨーガの繊細な観察力があると、肛門を引き締めた瞬間からゆるみだすのがわかります。そこで、なるべくゆるまないようにすると、息を止めた状態を持続することになります。

ところが、息を止めた状態はいつまでも続きません。どこかで息を吐くことになり、そのときに一気に肛門がゆるんでしまいます。それをなるべくゆるめないためには、呼吸のコントロールが必要です。

肛門がゆるまないように持続するには

まず肛門を引き締めた瞬間にノドが閉じられて、息が止まります。これはごく普通の現象です。ただ、ノドが閉じられた状態になった場合、その後の処理が難しくなります。息は止まっているので、数秒間は肛門を引き締め続けていられますが、それでも、相当胆力がないとすぐにゆるんでしまいます。

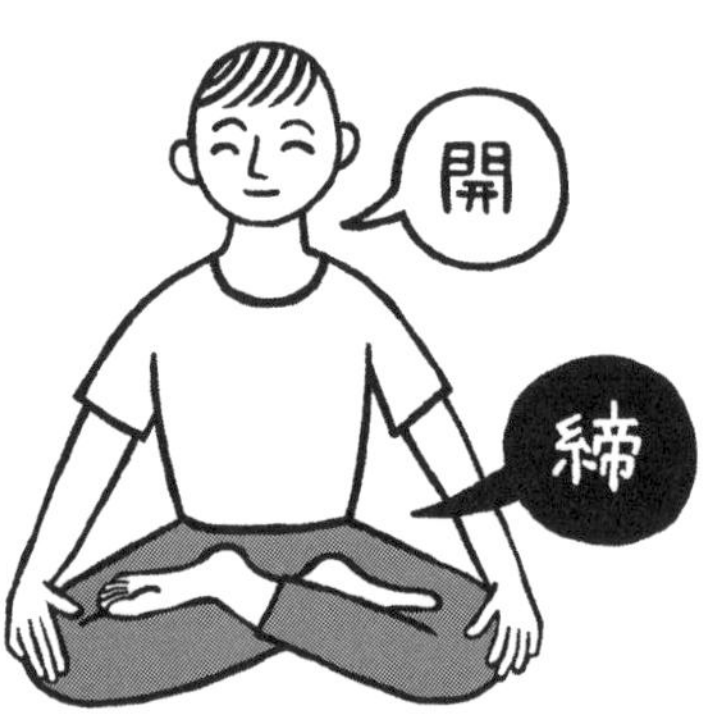

クンダリニー覚醒の方法は、肛門の引き締めとノドの開きを両立しながら、わずかな呼吸を続けること。

その状態を持続していると、当然息が苦しくなります。そしてノドを開けて呼吸をすることになるのですが、そのときに一気に肛門はゆるんでしまうのが通常です。そこで、はっきりとした呼吸にしないようにしてノドを開けるのが、一つの方法です。しかし、その間も肛門がゆるまないようにするのは、繊細な観察力と精神力が要求されます。

もう一つの方法は、肛門を引き締めた瞬間にノドが閉じられるのを、完全に閉じないようにするのです。これは、ヨーガのコントロール能力が試される部分です。これで、ノドが開いている状態を保てれば、肛門を引き締め続ける時間を延ばせます。

息を止めるとどこかで苦しくなりますが、わずかに呼吸をしていれば、その苦しさは来ません。ただし、わずかな呼吸をし続けるのが、今度は難しくなります。これも、相当なヨーガレベルが必要です。それを可能にさせるのは「意識力」です。

肛門がゆるまないように持続し続けるのと、ノドを閉じないようにコントロールするのと、わずかな呼吸をし続けるのを同時にするのです。これには、かなりの意識力とコントロール能力が必要ですが、不可能ではありません。

世界の修行者が安全にクンダリニー覚醒に至ってほしい

三つを同時に行うと大変なので、まずは一つずつ練習するといいでしょう。

「肛門がゆるまないように持続し続ける」には、ストップウオッチを用意して、肛門を引き締めた瞬間から、自分がゆるんできたなと感じるまでの秒数を計ります。その時間が練習によって少しずつ長くなります。もっとも、逆に短くなる可能性もあります。ゆるんできたなという気づきが早くなると、そうなります。どちらにしても、肛門がゆるまないように持続する練習を続けながら、繊細に観察しましょう。

「ノドを閉じないようにコントロールする」には、まずノドが閉じられてる（＝息が止まっている）状態と、ノドが開いている状態を交互にしてみることです。口は閉じておきます。

①ノドが閉じられている。
②ノドが開かれて息を吐く。
③そのまま息を吸う。

この三拍子を何回か繰り返してみて、ノドの開閉を確認します。次にそれを二拍子にします。

①ノドが閉じられている。
②ノドが開かれて息を吐いて吸う。

さらに、これを短くします。「ノドが閉じられているところから、開いて息を吐いて吸う」を繰り返します。これを練習すると、ノドの開閉が上手になります。そうすると、ノドを閉じないようにコントロールできます。

その状態にして、三つ目の「わずかな呼吸をし続ける」練習をするのです。これは、腹部に手を当てて、その呼吸をしている間、腹部が動かないように練習します。まずは1分以上できるようにして、2分、3分と延ばします。

それができるようになったら、肛門を引き締めている間に、このテクニックを加えるのです。技術的には、これの持続時間さえ延びれば、クンダリニー覚醒は可能です。

ただし、一番重要なのは「肛門の引き締めをゆるめない」ということです。これが至難の技なので、なかなか覚醒に至らないのです。そうはいっても、私の下で修行を重ねている何人かは、もう完成に近づいています。

安全にクンダリニー覚醒をする方法が、ヨーガ経典に記述されているのに、その通りに実践して成功したのが、世界に私たった一人だとしたら寂しいことです。古来ヨーガ行者が研鑽を積んで得た、貴重な財産である「クンダリニー覚醒」は、一人でも多くのヨーガ行者に会得してもらいたいと思います。私と同じように安全にクンダリニー覚醒に至った人がいることを、単に私が知らないだけであってほしいものです。

確実にクンダリニー覚醒を目指している人は、拙著『クンダリニー・ヨーガ』（BABジャパン）を参考にしてください。間違いなく、安全にクンダリニー覚醒を成就できます。

ヨーガ行者の生涯はヒンドゥー教徒の理想形

ヒンドゥー教徒の理想的な生涯を四住期といいます。学生期《がくしょうき》、家住期《かじゅうき》、林棲期《りんせいき》、遊行期《ゆぎょうき》が四住期です。

最初の〝学生期〟はブラフマチャリヤといい、グル（導師）について学問を学び、かつ人間形成のための修行を積む期間です。古代は、ヒンドゥー教の聖地であるヴァラナシ（ベナレス）で12年間修行するとされていたようです。日本でいえば学生時代ということになるのでしょう。

次の〝家住期〟はグリハスタといい、結婚をして仕事に励み、ある程度の財産を蓄える時期で、順調にいけば人生の最盛期です。現在の日本では、生涯独身の人や、フリーター、ニート、引きこもりなどのまま中高年になる人も増えています。

そして〝林棲期〟はヴァーナプラスタといい、人生の最後に迎える〝遊行期〟に備えて、森に入りムクティ（解脱）に至るための修行をします。ここからが本格的なヨーガ修行です。家督や財産を長男に譲り、自分自身は何も持たず修行生活に入るのです。インドではサドゥー（世

学生期	ブラフマチャリヤ	学　生
家住期	グリハスタ	中　高　年
林棲期	ヴァーナプラスタ	定年退職後
遊行期	サンニャーサ	—

四住期は、ヒンドゥー教の理想的な生涯を表す。
遊行期は誰もが憧れる段階。

捨人）と呼ばれていて、その本来の意味は善人ということです。日本では〝林棲期〟というのはないので、定年退職後の生き方がそれにあたるのかもしれません。余裕があれば余生を楽しむでしょうし、年金生活が苦しければアルバイトを探すということだと思います。

そして最後の〝遊行期〟サンニャーサを迎えます。森での修行生活で何らかの悟りを得る、もしくは悟りきれない、などケースバイケースですが、一定の区切りをつけてインド中を托鉢《たくはつ》する生活に入ります。

ヒンドゥー教徒には解脱願望があるので、〝遊行期〟に対する憧れがあります。しかし実際には二番目の、結婚して子供を育てる〝家住期〟だけで生涯を終えてしまうケースがほとんどです。だから托鉢している修行者がくると、積極的に布施をするのです。

それは、自分が叶えられないことを実践している人は、ある種スターのような存在です。その修行者に布施をすることで、自分の理想を託す気持ちもあります。また、現世で徳を積むことで、少しでも来世で良い暮らしをしたいという願いもあるのです。

ヒンドゥー教徒なら誰しも解脱願望があるので、ムクティを得たいと思っています。だがしかし、現実には無理だろうとも思っています。そうであれば、来世での暮らしを少しでもいいものにしたいというのは、ささやかな希望なのです。

絶対にムクティ（解脱）を得られないとなると、夢も希望もなくなってしまうので、そういう人たちに希望を与えるためにインドには便利な言葉があります。

カーシャーム・マラナム・ムクティヒ（ヴァラナシで死ねば解脱できる）という言葉です。その言葉は現代でもしっかりと受け継がれていて、その言葉によって救われているインド人は多いのです。

死期が近くなった人がムクティ・バヴァン（死を待つ館）で、限りない平安と幸福感に包まれて、自らの死を待つのです。そして願い通りに死ぬことができると、河原で火葬してガンジス河へ流されます。このようにヴァラナシで死を迎え、解脱できるというのは、ヒンドゥー教徒にとっては理想的な生涯なのです。これならば、死期が近づいてヴァラナシに行きさえすれば解脱できることになるので、人生での希望が生まれます。

実際には、それで解脱できるかどうかわからないけれど、それでもそういう言葉に支えられて、希望を持って生きていけるのは、ありがたいことなのです。

ヒンドゥー教社会でのサドゥーには厳しい決まりがある

インド中を托鉢するサドゥーは、台所から昇る煙が消えかかったときにのみ托鉢を行うようにと定められています。それはその家の食事がほぼ終わったときに、食後の残り物を受けるようにするためです。一軒の家からはほんの少しの食べ物を受け、4〜5軒托鉢してその日の食料を得たら、すぐに修行に戻るのです。

またサドゥーは、飲酒者、肉食者、殺人者、盗人、子供のいない家庭などから施《ほどこ》しを受けてはならないとされています。インドの農村社会では、子供のいない家庭は通常は生活に十分な収入がないと考えられているので、サドゥーはこのような家から施しを受けることを避けるためです。

サドゥーは食事の前に食べ物を四等分します。四分の一は鳥や虫などの小動物用に外に置き、食後もそのままにしておきます。次の四分の一は食事中に訪ねてきた人のために取って置き、残りの四分の二のみを食べるのです。

この食事法は、私がヒマラヤで修行していたときに、修行仲間のプラヤーグ・ギリが実際によくしていました。修行テントの外に一掴みの食事を置く、彼の行動が実に自然でした。

定められたサドゥーの1日は、8時間をマントラを唱えるなどの祈りの時間とし、5時間を睡眠と休憩に、2時間を沐浴や身繕いに、そして残りの9時間を他の聖者との宗教的なディスカッションや信者との対話に費やされるとされています。

ただ、この決まりは、すべてのサドゥーに共通のことではなく、ある一部のサドゥーの例です。ヒマラヤでの私の修行仲間であるプラヤーグ・ギリの場合は、ガンジス河での沐浴や祭壇での祈りとともに、周辺の清掃活動を日々行っていました。また巡礼が訪問してくると、必ず食事を供したり、テントに泊めてあげたりしていました。

人生で最も大切なのは呼吸

生きていくうえで大切なことは、いろいろあります。

「仕事が大切」「睡眠は必要」「家族は宝」「財産は失いたくない」「食事することが大切」「住むところは必要」「現在の地位は守る」「趣味が生きがい」など、いろいろあるでしょう。しかし、これらの中に生きていくうえで最も大切なものはあるでしょうか？　それがなくなったら1日でも生きていられないぐらい大切なものは、この中にはありません。

仕事を1日しなくても生きていられます。1日寝なくても死にません。家族と1日会わなくても大丈夫です。財産が減っても1日で消失しても、それで命が奪われることはありません。食事も1日ぐらいしなくても問題ありません。住むところが丸1日なくても大丈夫です。現在の地位が1日にして剥奪されても、死と直結はしません。趣味が奪われても命は安全です。

そういう観点で考えると、最も大切なのは、たった一つ「呼吸」だけです。呼吸は1日どころか、10分以上しなければ、生命の危機にさらされます。それほど大切でありながら、気にかけることなく生活している人が大半です。

生涯し続ける呼吸が、生きるうえで最も大切なのだということを理解してください。まずは、自分の呼吸に意識を向ける習慣をつけてください。瞑想能力、集中力を高めるために、自分の呼吸を利用しましょう。

呼吸を繊細にコントロールする

とりあえず、自分の呼吸を確認しましょう。どう確認するのかというと、目を閉じて「今吐いている」「今吸っている」という確認からスタートします。

試しに口を閉じて10呼吸数えてください。「今吐いている」「今吸っている」という意識をしっかりと持ちながら、①（吐く吸う）、②（吐く吸う）、③（吐く吸う）と呼吸数を数えるのです。トイレに入ったときに最適な練習です。

集中力を高めるには、数える呼吸数を増やすといいでしょう。それと同時に、瞑想能力を磨くためには、その呼吸の観察をします。どういう観察をするかというと、吐きから吸いへ移るときと吸いから吐きへ移るときに、ノドの状態がどうなっているかを観察します。

その方法は、ノドに軽く手を当てます。10呼吸する間に、当てている手に動きが感じられたら、その瞬間にノドが動いているのです。その動きが感じられないように注意しながら10呼吸しましょう。この場合、頸動脈の拍動は無視します。それがうまくできるということは、肺から鼻へ通じるルートが開いている状態で呼吸をしているのです。もし、それが閉じたり、肺から口へ通じるルートが開いたら、その瞬間に当てている手に動きが感じられます。

これが安定してできたら、この呼吸を少しずつ浅くします。つまり、息の出入りする量を減らすのです。「フーッ」といっぱい吐きだすのではなく、ほんの少し吐いて、ほんの少し吸うということを繰り返します。そしてほぼ「吐いているのでも吸っているのでもない状態」にまで持っていきます。

息はほとんど出入りしてない状態にして、それを細かく観察すると、吐く方向に向かう意識と、吸うほうに向かう意識が交互に生じているのがつかめるでしょう。この発見は大きいです。

このコントロールができるようになるのは、とても重要なことです。——というのは、歌手、ダンサー、音楽家、アスリート、武道家、アーティストなど、いろいろな分野で活躍している人の能力は「ノドのコントロール」次第なのです。ノドのコントロールと呼吸のコントロールが上手な人ほど、得意分野で能力を発揮できるのです。

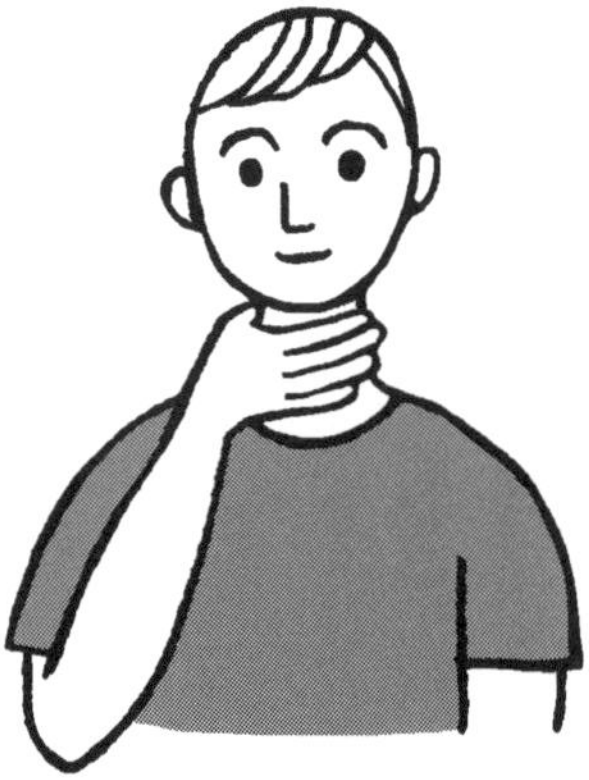

肺から鼻へ通じたルートで呼吸する。肺から口のルートに切り替わってしまった場合はノドが動く。

ノドと呼吸のコントロールは、拙著『呼吸法の極意・ゆっくり吐くこと』（BABジャパン）で詳しく紹介していますので、興味のある方はご覧ください。

呼吸を観察するとレベルの高いヨーガになる

呼吸は基本的に鼻で行います。口で呼吸をしていると、大気中のほこりや雑菌などを体内に取り込んで病気になる可能性が高くなるので、呼吸は鼻でしましょう。目を閉じて自分の呼吸を観察することなら、いつでもどこでもできます。

「今吐いている」「今吸っている」という、基本的なことから観察してください。次に吐きから吸いに移るときと、吸いから吐きに移るときの観察をします。吐き終わった瞬間に吸いに入ることはほとんどないので、その間の状態をつぶさに観察します。

そうすると、吐いているのでも吸っているのでもない状態があることがわかります。前述した通り、その発見が大切なのです。それは、吸いから吐きに移るときも同じ現象を確認できます。それを知るだけで、自分を観察するテクニックは1ランクアップします。

また、歩いているときも、自分の呼吸を観察するといいでしょう。歩調と呼吸の関係を確認すると、一定のパターンで呼吸していることに気づくかもしれません。特に長距離を歩いたり山歩きするときには、疲れないための理想的な呼吸を見つけましょう。自分で呼吸の長さや強さなどを変えていくと、その中で一番疲れない呼吸の方法が見つかります。

私は1999年から2011年まで毎年、ガンジス河源流のゴームク（標高4000メートル）でヨーガ修行を重ねました。ガンゴットリー（標高3048メートル）から18キロの道程を登っていくのですが、そのとき、自分の呼吸をいろいろと変えながら歩きました。

高地なので空気も薄く、呼吸が荒くなるのは当然です。それでも、呼吸と歩数のバランスを変えると、突然呼吸が楽になることがあります。それが何歩で吐いて何歩で吸うのかは、そのときどきで違うのです。呼吸を観察して長さと強さを変えることで、その答えが見つかります。そういうときに、呼吸を観察することの大切さと面白さを実感できます。

呼吸を観察する方法は、自分で探せばいくらでも見つかります。簡単なのは呼吸数を数えることです。例えば、電車に乗っているとき、ドアが閉じたら数え始めて、次の駅でドアが開いたらそこで終わりにするのです。通勤電車に乗る人ならば、その日の体調や精神状態で呼吸数が違うことに気づくでしょう。

街中を歩いていたら、次の角までと決めて呼吸数を数えるのもいいし、100までと決めて数えるのもいいと思います。

いずれにしても、自分の呼吸に意識を向けることで観察力も高くなるし、ゆっくりと安定した呼吸を身につけられます。単に難しいポーズに挑戦するより、自分の呼吸に意識を向けるほうが、レベルの高いヨーガを実践していることになるのです。

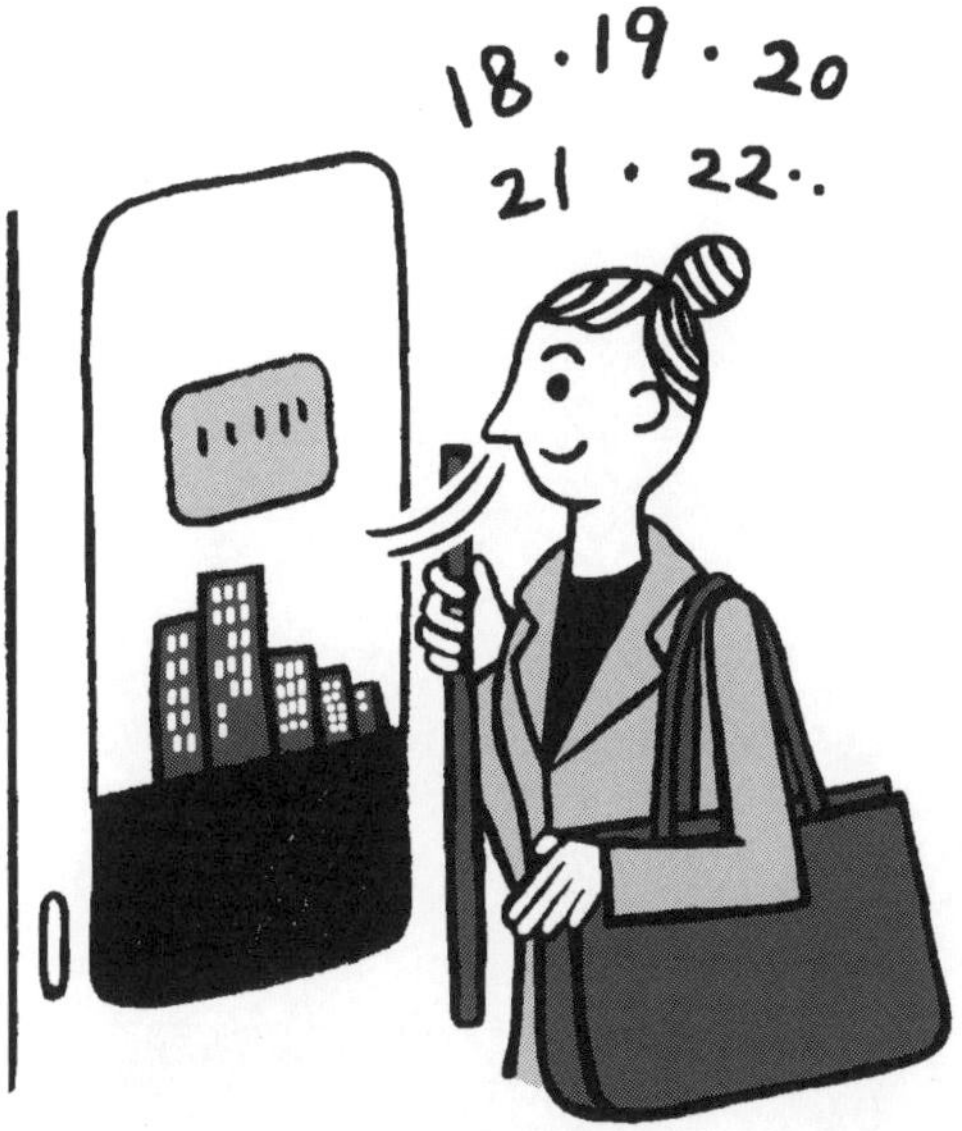

駅と駅の間の呼吸数を数え、呼吸の観察力を養うとヨーガのレベルが上がる。

ピタッと息が合う「阿吽の呼吸」

自分の呼吸に意識を向けると、冷静になれるという利点もあります。ときどき、男性同士が街中で喧嘩《けんか》をしている場面に遭遇することがあります。そのほとんどは、肩が触れ合ったとか、目が合ったというくだらない理由です。

当人同士は、目の前しか見えてないので、お互いにつかみ合いになります。このときに、もし自分の呼吸に意識を向けて、少しでも冷静になれば、喧嘩を回避できます。喧嘩になるときは、浅くて荒い呼吸になっています。ゆっくりと息を吐けば、それだけで高ぶる気持ちが落ち着きます。

その場合は先に冷静になったほうが勝ちです。なぜなら、相手の攻撃を避けられるし、周囲の野次馬を味方につけられるからです。それ以前に、喧嘩をするほどの理由ではないということを認識できます。トラブルが起きるというのは、自分を見失なったり、舞い上がったときです。そういうときに、自分の呼吸に意識を向けるだけで、そのトラブルを回避できる可能性があります。

落ち着いて周囲に目を向けることは大切です。自分の呼吸に意識を向けられると、他人の呼吸を見抜けるようになります。そうすると、喧嘩以前に、そういう危険なことをしそうな人に近寄らないで済みます。

他人の呼吸に自分の息を合わせられれば、何事においても有利になります。剣豪同士の果たし合いでは、自分の呼吸を相手に悟られないほうが有利です。そして相手の呼吸を見抜ければ勝ちにつながります。

「ピタッと息が合う」という表現があります。ダンスやスケートのペアとか、漫才や演劇で、絶妙なやり取りをするときに使われる言葉です。「阿吽《あうん》の呼吸」という表現も使われます。動作や

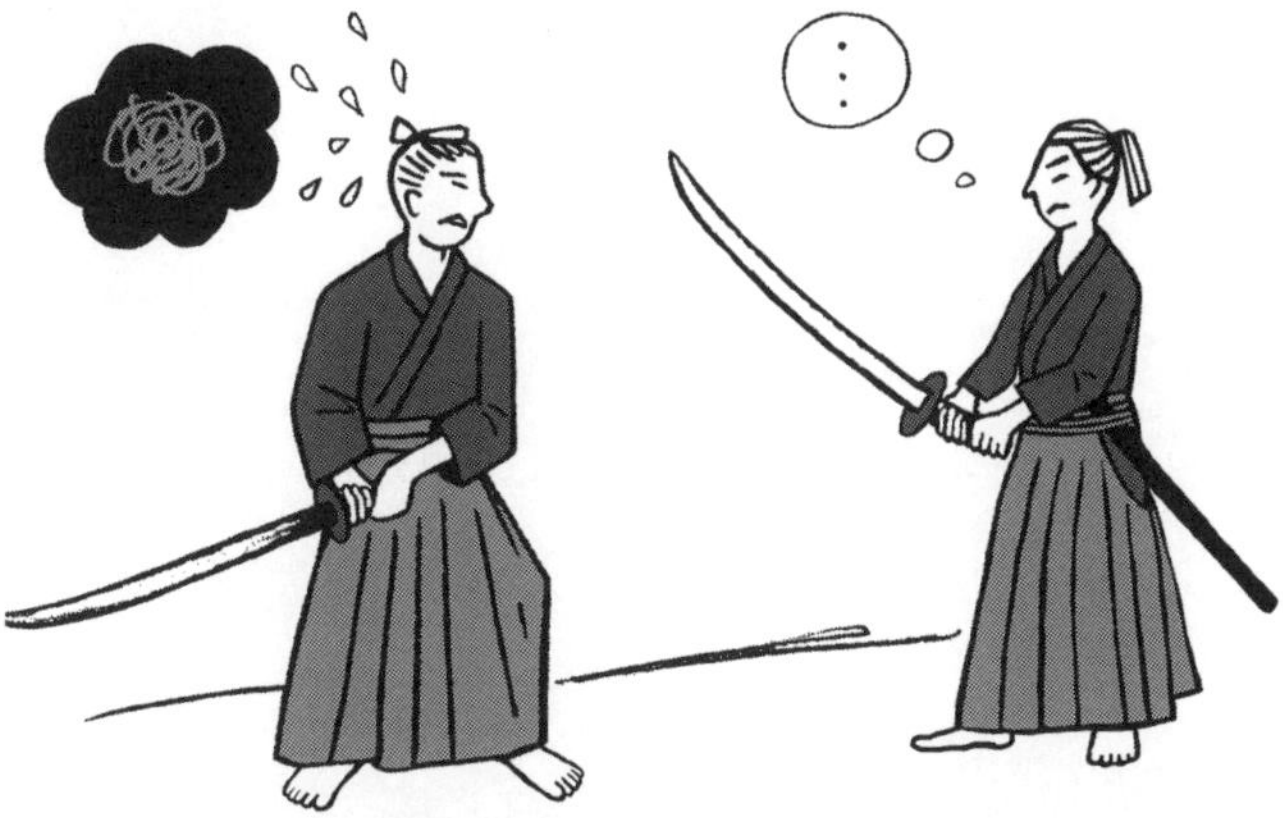

勝負事では自分の呼吸は悟らせず、
相手の呼吸を見抜けば自ずと勝てる。

会話のタイミングを合わせられるかどうかは、お互いの呼吸次第です。

相手の呼吸に合わせるためには、自分の呼吸をコントロールする必要があります。普段から自分の呼吸に意識を向けて、呼吸をコントロールする習慣をつけておけば、喧嘩も避けられるし、対人関係もスムーズになります。

第5章

生き方を意識する

「病は気から」は本当のこと

もし「あと3か月の命」と宣告されたら、あなたはどうしますか？　おそらくその日から、絶望的になってただただ悲観し続ける人が多いと思います。しかし、中には残された時間を有効に活用しようと考える人もいるでしょう。

後者のタイプなら、積極的に、かつ意識的に一瞬一瞬を生きていこうとします。もちろんどこにでも行ける状態と、入院したままの状態では、条件が異なります。

行動が自由な状態でそういう宣告をされたとしたら、これまで行けなかったところに行き、したいと思っていたことをして、会いたいと思っていた人に会い、思い残すことのないようにするでしょう。

どこにでも行けるのに、行動を起こさずに絶望的な日々を過ごす人もいます。そういう人は、たぶんそれまでも、積極的な人生を歩んでこなかったと思われます。「余命3か月」という衝撃的な宣告を受けたのは、これまでのマイナス思考を払拭するチャンスです。この機会にガラッと考え方を変えて、残された時間を最大限有効活用すべきです。

ステージ4の癌で「余命3か月」という宣告を受けたのに、その後十数年も元気に生き続けたという例は、いくつもあります。そういう人のほとんどが、余命宣告を受けた日から、行きたいところに行き、やりたいことをやる生活をしたのです。

「病は気から」という言葉がありますが、これは比喩的な表現ではなくて、病気は本当に「気の持ちよう」で大きく変わるのです。最近は医学的にもそのことが認められるようになってきています。

深刻な悩みを持たず、日々楽しく過ごしている人は、健康長寿が期待できます。普段から気を病んでいる人は、大病をする可能性が大きいのです。最近は「笑いヨガ」というのが流行っているそうです。おかしくなくても、何しろ笑うようにするらしいのですが、それでも健康面の効果はあるようです。

私としては、そうではなく、本当に笑いの絶えない楽しい日々を過ごしてもらいたいと思います。それによってストレスもかからず、充実した人生を送れることが望ましいのです。

人間に生まれてきた意味と罪

私はかなりの偏食です。肉魚は食べません。野菜もそんなに積極的には食べません。……というと「一体何を食べているのですか？」と聞かれます。基本的に、食べたいものを食べたいときに食べたいだけ食べています。その結果、一般的な視点からするとひどい偏食に見えるのです。

私たち人間は、食物連鎖の頂点に立っています。基本的に、他の動物に食べられることがありません。弱肉強食という点では、最強ということになります。

食物連鎖も弱肉強食も、本来は直接捕食し、捕食される関係のことです。しかし、私たち現代人の多くは、直接狩りをしません。その意味では、食物連鎖から外れているし、弱肉強食の強者でもありません。そのことが、本来の生態系を大きく崩しているのです。他の動物より知能が発達していて、万物の霊長だからそれでいいのだという考え方もあります。しかし、私は強者ほど弱者を守らなければならないと思っています。

日本人に限らず、多くの人は牛肉をよく食べます。だから牛が殺されるのは仕方ないことです。しかし、牛は人間に食べられるために生まれてきたのではありません。生まれてきたからには、少しでも動物らしい生き方をさせてあげたいものです。牧場で放牧され、走り回り、兄弟げんかをしたり、牧場主に叱られたりという生き方をして、その先に「屠殺」されるのなら、まだ納得できます。

しかし、生まれたときからケージに入れられたままで、動き回ることもできず、ただただ大きくなるための餌を食べさせられ続けて屠殺されるのは、この世に生を受けてきた牛にとっては納得できないはずです。そのことは、自分自身に置き換えて考えればわかります。

どんなに貧しくても、ひどい環境で飢え死にしそうでも、精いっぱい生きるための努力をしてきて、その先、本当に飢え死にしたとしても、まだ納得できます。しかし、生まれてからずっと檻に入れられて、遊ぶこともできず、学校へも行けず、誰とも接触しないで、ただただ、太るための食事を与え続けられて、ある日「死刑」になるとしたら、絶対に納得できません。

生きるということは、自分自身の行動で楽しいことや辛いことや苦しいことなどを経験することです。その一切を奪われて、ただ生かされて死なされるのは、動物虐待の最たるものです。多くの牛、豚、鶏がそういう仕打ちを受けています。

とはいっても、現在の食肉生産システムをいきなり変えることはできません。それに関わっている人は悪くありません。肉食の人は、食肉牛の誕生から食卓に載るまでに関わっている人に感謝すべきでしょう。本来なら狩りから調理まですべきところを、スーパーで食肉を買えるし、レストランで調理した肉を食べられるのです。ただ、食べられる側の動物にとっては、理不尽だといえます。

現代人として生まれてきたことは、そういう罪を共有して生きるということです。ひどい仕打ちを受けている食肉動物のことを思えば、動きまわれる自由のある生き方ができることは、この上ない幸せなのです。その幸せすぎるぐらいの境遇を与えられたのだから、毎日を真摯に生きなければ、他の動物に失礼すぎます。私たちは、人間に生まれてきたというだけで、これほど優遇されていることを再認識すべきです。

ヨーガ行者の余命はゼロ日

私が余命3か月の宣告を受けたとしたら、絶望的になるのではなく、ありがたいと思うでしょう。なぜなら、3か月という輝かしい時間を与えられたのですから、その日から生き生きと楽しく過ごせます。

「何を馬鹿なことといってるんだ」と思うかもしれません。ヨーガ行者は、ムクティ（解脱）という、ある意味人間卒業を目指しています。人間としてやるべきことをすべて済ませて、何も悔いのない状態で死を迎えるのです。そういう意識で生きていると、今この瞬間に死が来ても悔いはないし、満足して受け入れられます。

そうすると、余命3か月という宣告は、とてもありがたいと思えるのです。今すぐといわれても納得できるのに、3か月も時間を貰えるのは嬉しいのです。その3か月はさらに充実した生き方をしようと思うと、嬉しくなります。残された時間が短ければ短いほど、濃縮されます。濃厚で充実感に満たされた日々を迎えられるのです。

余命10年といわれても、今すぐに行動を起こす気になれないでしょう。しかし、余命1日となれば、1分1秒も無駄にできなくなります。ヨーガ行者である私の考える余命は1日ではなく、ゼロ日です。つまり「今」しかないのです。だから、この一瞬を充実させて楽しく生きるのです。

そういう考え方ができるのは、死に対して恐怖を抱いてないし、むしろ心待ちにしているからなのです。死を心待ちにしているというと、自殺願望があるのかと思われてしまいますが、そうではありません。

自殺は大罪です。せっかく人生勉強をするために与えられた命を、絶ってしまう罪は大きいです。殺人も大罪ですが、それぞれに理由があって、仕方ないと思えるケースもあります。しかし自殺にはそういう理由をあてはめられません。殉職の場合は理由がありますが、自主的な自殺にはそういう理由がありません。

自殺ではなく、人間としての勉強を終えて迎える死は、人生最高の輝かしい瞬間です。そう思えるためには、少なくとも毎日を意識的に生きる必要があります。充実した日々の積み重ねの先には、充実した死が待っています。漠然とした生き方の先には、不安に満ちた死が待っているのです。

ヨーガの目的を考えれば当然のことですが、私は、今この瞬間に死が訪れても悔いのない生き方をしています。だから、余命3か月とか1年ではなく、余命はゼロ日なのです。

人生には明日も来年もなくてあるのは「今」だけ

明日買おうと思っている商品が翌日に売り切れていた、という経験をしたことがあるかもしれません。行きたい外国旅行を来年にしようと思っていたら、そのときになって行けなくなってしまった、ということもあるでしょう。

行動を起こすのは「今」が最適だと思ってください。いろいろな要素で「明日」も「来年」もなくなるかもしれません。今できることは、先延ばしにしないで、即座に実行に移してください。「今」を大切にして生きていくと、結果的に充実した人生を歩むことになります。明日に回してもいいこと、来年でも間に合うことなどは、今すぐ実行しましょう。

本当は明日も来年も「今」なのです。……といわれても、何のことかわからないと思います。このことは、少し説明が必要です。

大前提として、私たちは常に「今」に生きているということです。例えば、明日遊園地に行く計画があります。そして、翌日遊園地に来ました。その遊園地に来たときは、明日ではなく「今」なのです。

来年アメリカに留学する予定です。そしてそのときが来て、留学しました。留学先にいるとしたらそれは来年ではなく「今」です。私たちは、過去や未来に生きているのではありません。常に「今」に生きているのです。「明日遊園地に行く」といったのも「今」だし、その遊園地に来たときも「今」だし、「来年留学する」といったのも「今」だし、留学先に来たときも「今」なのです。

人生には明日も来年もなくて、あるのは「今」だけなのです。「今」の連続が人生であり、生涯なのです。だから「今が大切」なのです。

寝たきりになったらチャンスが訪れた

全国の病院には、寝たきりの人が多く入院しています。今元気な人も、将来的には寝たきりになるかもしれません。そこで、もし寝たきりになったら、どうするかを考えてみましょう。

一般的には「もう自分の人生は終わった」「これから生き続けるのが辛い」「いっそのこと死んでしまいたい」など、悲観することになるでしょう。

しかし、寝たきりになっても人生は終わりません。だから、その後の人生を有意義に生きていく方法を考えるべきです。ヨーガ行者は日々瞑想をします。それは自分を観察することであり、自分を知ることです。瞑想によって、あらゆる疑問を解決していくのです。

自分自身に関わる疑問をすべて解決できたら、ヨーガの目的であるマハー・サマーディ（偉大なる悟り）が得られます。日々の瞑想で少しずつ、その目的に近づくのです。寝たきりになっても意識さえしっかりしていれば、瞑想する時間がたっぷりと取れます。

出歩けなくなるのではなく、出歩く必要がなくなるので、瞑想する時間ができます。寝たきりになると誰かの世話になることは仕方ありませんが、掃除をする必要も洗濯をする必要も、料理を作る必要もなくなります。その分、瞑想する時間は十分すぎるほど確保できます。

それによって、心の平安を得られて、宇宙の真理に迫ることができます。そして、その先に来るであろう「死」を心安らかに迎えられるのです。

これを読んで、寝たきりになることを推奨していると思わないでください。寝たきりにならないようにすべきだという大前提があっての話です。どんな状況になっても、前向きに生きることを提案しているのです。

寝たきりにはならないまでも、人生において、ケガをしたり病気をしたりすることはあります。そういう一定期間の入院のときなども、瞑想のチャンスです。会社に行かなくていい、家事をしなくていい、というめったにないチャンスを逃す手はありません。そういう機会に瞑想能力を上げれば、その先の人生が充実したものになります。

使える部分はフルに使う人生

事故に遭って、車いすの生活を余儀なくされたときに、「自分の人生は終わった」と絶望する人がいます。それまで元気に動き回っていた人ほど、歩けなくなると落ち込みます。歩けなくなった、というマイナス要素にだけ意識を向けていては、何も得るものがありません。車いす生活になっても、サッカーもできるし、マラソンもできるのです。車いすでできることは、まだ他にもたくさんあります。

車いすを使えるのは恵まれているほうで、世界中にはその車いすさえもない生活をしている身体障碍者がたくさんいます。私がインドで目にした下半身が利かない男性は、両手に下駄をつけて、腕だけで器用に動き回っていました。移動スピードも速いし、階段でもスイスイ上り下りしていました。車いすよりはるかに便利です。常に笑顔で、健常者より人生を謳歌していて、自分のハンディを誇りに思っているようでした。

また、下半身だけでなく腕も使えない人が、インドの路上をゴロゴロと転がっているのを目撃したことがありました。驚いて見ていると、何とタバコを買いに来たのです。タバコ屋の店主も心得たもので、その人のポケットからお金を取りだして、そこにタバコを入れました。その光景に驚きを示す人はいないので、見慣れた光景なのでしょう。

私はこの二人のインド人を見て、健常者以上に健常者だなと思いました。日本にいたら、車いすを与えられるだろうし、手足が利かなければ、ベッドで寝たきりの生活になるでしょう。インドだから、腕で移動もできるし、路上をゴロゴロと転がって移動できるのです。車いすもベッドも用意されている環境と、そのどちらもろくにない環境と、果たしてどちらが良い環境なのだろうかと、疑問を抱かざるを得ません。

健常者であれ、身体障碍者であれ、使える部分はフルに使って日々を過ごすことで、充実した人生を送ることができるのです。

ケガと病気は楽しい遊び道具

指を切って包帯を巻いただけで、極端に不便になります。身体のどこかが使えないだけで、いつもなら問題なくできるのに、できなくなってしまいます。そういうときが、ヨーガ能力をアップするチャンスです。身体のどこを使ってそのハンディを補えばいいのかを工夫すると、面白いことをたくさん発見できます。

足のどこかを痛めて不自由な歩き具合になると、歩くことの難しさがわかります。それを補うために身体をどう動かせばいいのかを考えると、ゲームをするより楽しくなります。ケガや病気で不自由になってがっかりするのではなく、一時的に身体的ハンディという遊び道具を手に入れたと思えば、楽しさが倍増します。

そういう考え方ができると、ケガも病気も治りが早まるものです。早く治りたいけれど、治ると遊び道具が奪われてしまうのは贅沢な悩みです。

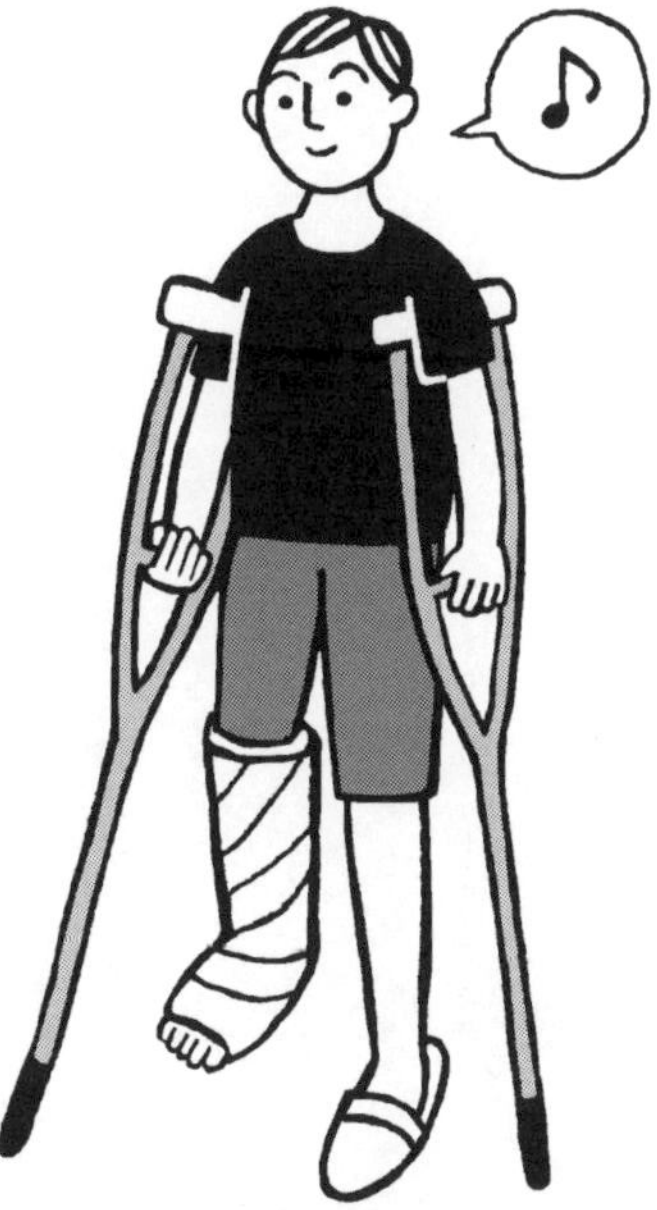

アクシデントで身体が不自由になったときは、動きの工夫や発見を楽しみたい。

私はヒマラヤで何度か、そ

ういう贅沢な悩みを経験しています。崖を登っていて上から岩石が落ちてきて顔に当たり、腫れ上がるとともに出血しました。そうすると、日本に帰るまでに腫れが引いてしまったら残念だな、と思ってしまうのです。それは、帰国して友人にその話をするときに、実際に腫れ上がっていたほうが迫力があるからです。

日本にいても、ケガをしたりすると、つい不自由になった身体を楽しんでしまいます。自分の身体を観察する姿勢があると、ケガをしたり病気になることは観察材料が増えるということです。観察材料が増えれば楽しいのです。だからといって、ケガも病気もしたくはありません。ただ、そうなったときに、大いに楽しむということです。

睡眠時間は人生経験に数えない

睡眠時間は人それぞれですが、例えば1日6時間の睡眠を取っている人は、人生の四分の一は寝ているので、意識できている時間は四分の三ということになります。40歳の人ならば、意識して生きてきた時間は30年ということです。幼少期のことを覚えているのが3歳ぐらいからだとすると、さらに3年少なくなり、27年ということになります。40年の人生のうち、13年は人生経験に入らないのです。

「意識のある状態で、意識して何かをすることの積み重ね」が人生経験です。

第2章でも説明しましたが、意識があるというのが、生命維持の重要なキーワードです。だから、人が倒れていると、まず意識があるかどうかを確かめます。「大丈夫ですか？　意識はありますか？」と問いかけます。人が人生を歩むというのは、意識のある状態であることが前提になります。意識のない状態で年齢を重ねても、人生経験を積んだことにならないのです。

何も考えず、勉強もせず、ただただ生きているだけでは人間的成長は望めません。人は生まれたら、成長し老いて死を迎えるのが人生です。成長というのは、ただ背が伸びたり体重が増えたりすることではありません。意識があって、意識を働かせてものごとを判断し、意識的に行動を起こし、人生を生き抜いていくことで成長するのです。

40歳の人が80歳まで元気に生きようと考えているならば、人生経験といえない時間を除外すると、残されている年数はあと40年ではなく、30年なのです。1年でいえば12か月あると考えて生きるのではなく、9か月です。

そう思えば、1日1日を大切にするようになります。朝起きたら、今日1日を無駄にしないように、心がけるべきです。24時間ではなく18時間しかないのですから。そういう意識で日々暮らしていると、結果的に充実した人生を歩むことになります。

瞑想は眠りのない睡眠

睡眠状態と瞑想状態は似ています。瞑想のことを「眠りのない睡眠」と表現されることがあります。睡眠中は思考が介在していません。それは「今自分は寝ているな」と思ったりしないということです。気がついたら朝になっている、というのが通常の睡眠です。意識があって(起きていて)、なおかつ睡眠時のように余計な思考が介在しない状態になれれば、それが「瞑想状態」です。

睡眠中は「何かを考えるということがない」ので、時間の経過も認識できません。いつの間にか寝ていて、起きたときに気づくのです。

不眠症で睡眠導入剤が欠かせない人もいます。なるべくなら、そういう薬に頼らずに眠れたほうがいいのですが、仕事上どうしても眠るために使うとか、いろいろな理由はあると思います。しかし理想的には、本当に眠くなったときに寝るのがベストです。

睡眠中でも、思考が介在することがあります。それは夢を見ているときです。夢は瞑想と関係が深い特殊な状態です。人は生まれてから今日までの経験が、データとして蓄積されています。そのデータの中から一部分が表層意識に取りだされて、夢という形で見るのです。

白黒映像で見えたりカラー映像で見えたり、映像ははっきりしないけれど音声だけはっきりと聞こえるケースや、匂いや触れる感覚がはっきりとしているケースなど、さまざまです。また、夢はデータの読み取りなので、1時間の夢でも、実際の経過時間は1秒以内だったりします。

夢の中で長い道程を歩いていて、遠くにリンゴの樹が1本あって、それが徐々に近くなってきて、その樹の下に来たときに、一個のリンゴが「バサッ」と地面に落ちます。その「バサッ」という音で目が覚めるのですが、それはベッドの上にあった本が床に落ちた音でした。つまり、本が床に落ちる一瞬の間に、それだけの長さの夢を見ているのです。

チベット密教には、夢見の修行というのがあって、意識的に夢を見ることから始めます。そして夢を見ている時間を増やしていくのです。起きているときも夢を見続けるようにしていって、最終的に一日中夢を見ている状態にします。そこまでいったら、今度は逆に夢を見ている時間を減らしていきます。そして最終的には、まったく夢を見ない状態に持っていくのです。

この間に、強靭な精神力が育まれて、驚異的なコントロール能力が得られるのです。最初から夢を見ない人と、修行の末に夢を見ない状態になった人では、まったく違います。

普通の睡眠（自然に思考の介在しない状態）と、瞑想（修行の末に夢を見ない状態＝意識的に思考を介在させない状態）とでの違いの一つは、自分をコントロールできるかできないかにあります。瞑想能力が優れている人は、コントロール能力も高いのです。

夢の映像を鮮明に見る

睡眠状態と瞑想状態は似ていると書きましたが、夢を利用して瞑想能力を上げることができます。まずは、起きているときに「夢をしっかり見よう」と意識します。そうすると、これまで漠然と見ていた夢を、鮮明に見ることができるようになります。

「今、夢だな」という認識をして、目の前の映像をしっかりと見ます。そうすると、夢の状態で意識を働かせることが可能だとわかります。チベット密教の「夢見の修行」が、このテクニックです。

最初に「今、夢だな」と思うことが大切です。そして映像をしっかりと見据えて「人が歩いてるな」と認識します。さらに、何となく「男性だな」といった理解ができます。その時点では、その男性の周辺はぼんやりとしています。

この姿勢、このアプローチが瞑想能力を高めるための重要な要素なのです。しっかりと「意識」すれば、同じ夢を何度でも見られます。

それを何回か経験したら、その映像の四辺を確認します。つまり右端と左端、上端と下端を確認します。映像の全体像を把握するのです。そのアプローチをすると、それまで見えていた映像が、さらに鮮明に見えるようになります。つまり、見えている男性の周辺もはっきりするのです。

全宇宙を把握する最初の手がかり

それに慣れてきたら、映像の一部に焦点を合わせるという、次のステップに進みます。例えば、中央にいる男性の右にベンチがあり、そこに女性が一人坐っているのが確認できます。または、男性の足元に焦点を合わせると、その男性が履いているスニーカーを確認できます。その確認が取れるというのは、夢の中の映像をズームアップできるテクニックが身についたということです。

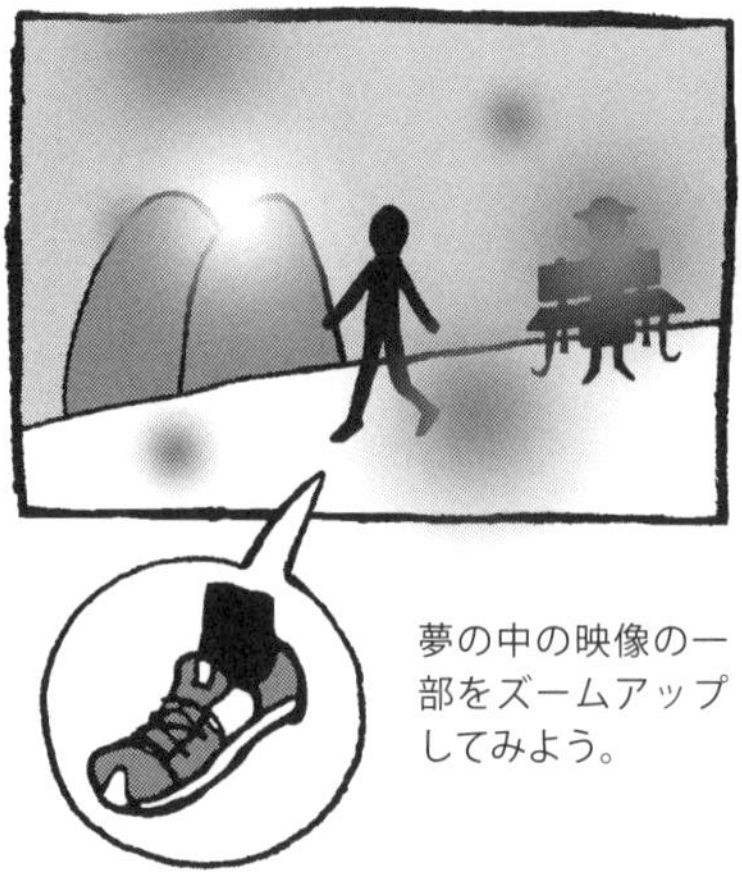

夢の中の映像の一部をズームアップしてみよう。

これが、「夢をはっきりと見ている」状態です。目の前に展開している映像を端から端まで、すべて認識できているということです。

そして、ヨーガ行者の瞑想能力を駆使した「夢見のテクニック」は、ここから先です。認識している映像の外側をも確認するのです。つまり「右端はここまで」という確認ができているのを、そこからさらに右に拡げるのです。このテクニックは「瞑想」の重要な部分です。そのテクニックを全方向に拡げていくと、最終的には「宇宙全体」に拡がるのです。夢を見るテクニックを深めていくと、全宇宙を把握するところまでいきます。

ただし、最初から全宇宙を捉えようとすると失敗します。漠然と夢を見ていないで、目の前の映像をしっかりと見ることが、最初の一歩です。マラソンで最初に必要なのは「ゴールする」ことではなくて、「走りだす」ことです。ゴールは結果であって、走りだすことが大切なのと同様に、「全宇宙を捉える」というのは結果であって「夢の映像を鮮明に見る」という最初の一歩が

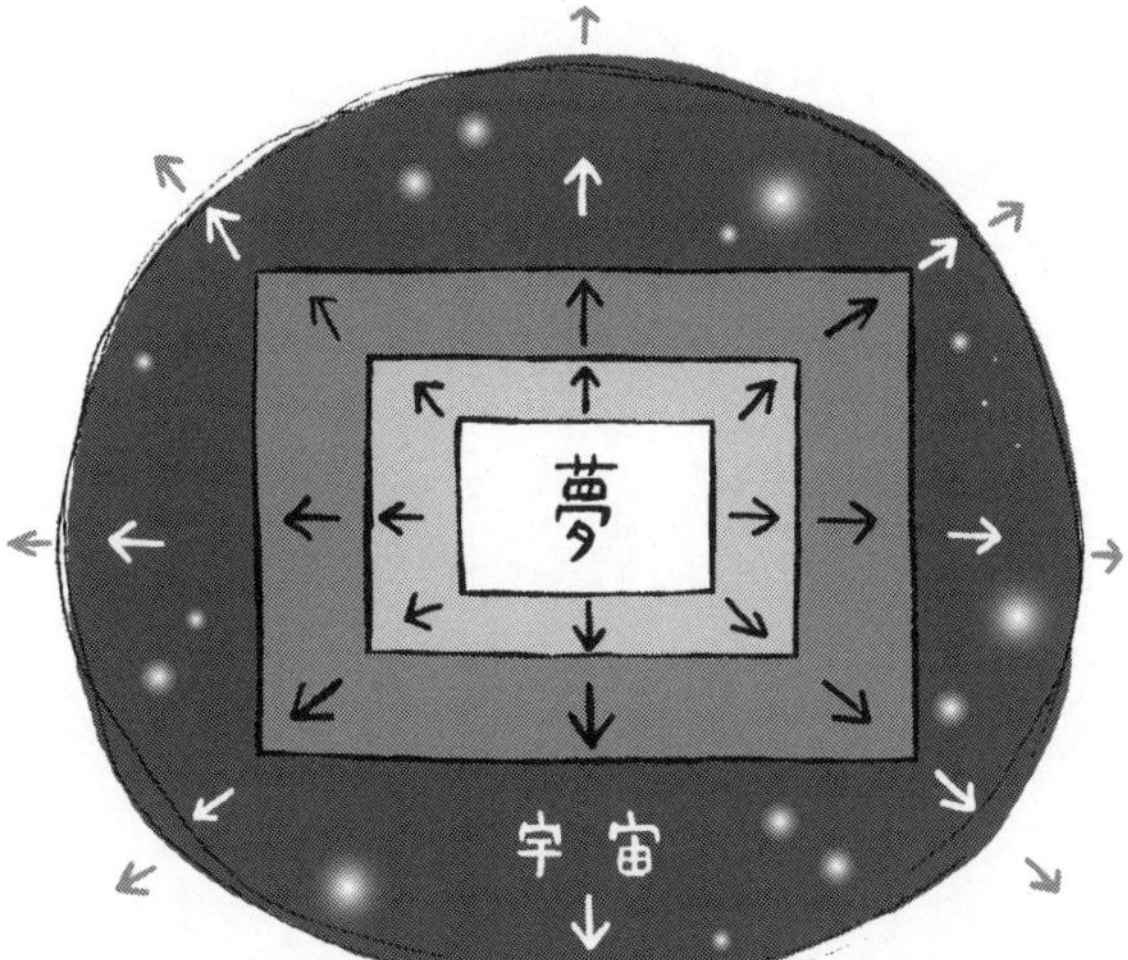

夢で見ている映像の枠を拡げていけば、宇宙全体を捉えるところまでいける。

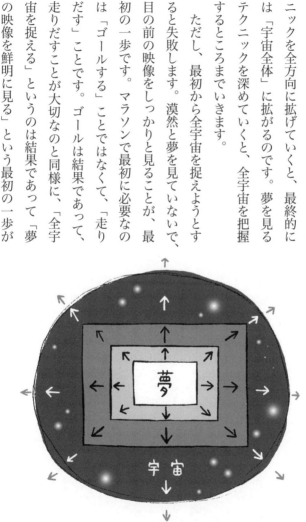

大切なのです。

瞑想の練習に最適なテレビCM

ここで、その最初の一歩のさらに前の話をしましょう。夢の映像をしっかり見るためには、その下地となる練習をしておくといいのです。

それはテレビCMを利用する方法です。CMは何度も同じ映像が流れるので、繰り返し練習ができます。例えば、五人の人が同じダンスをしている映像があると、「同じ動きをしているな」という認識と、中央のタレントの名前が頭に浮かびます。その脇にいる人たち一人ひとりは漠然と見ています。

そこで、次にCMが流れたときに、左端の人だけを見るようにします。そうすると五人が同じ動きをしていると思っていたのに、実は少し違うことに気づくのです。左端の人の手の角度が少し低いのと、手を上げるタイミングが少し遅いのに気づきます。

その次に見たときには、左端の人の足元にぬいぐるみが置いてあるのにも気づきます。そういう気づきがあると、次に映像が流れたときにはもっと注意して見ようと思います。ぬいぐるみが犬なのか猫なのかを確かめようとします。そうするとコアラのぬいぐるみだったことが判明します。通常足元に動物のぬいぐるみがあると、犬か猫という先入観が働きます。そういう先入観を排除して、冷静に映像を見るのが「瞑想」の姿勢なのです。

テレビCMの映像をこういう具合に見る練習をしておくと、夢をしっかりと見ることができるようになるのです。

「妄想」こそ瞑想の練習になる

チベット密教の瞑想法で「観想法」というのがあります。仏画を前にしてしっかりと見据え続けて、目を閉じた目の前にありありと描きだすというテクニックです。

仏画を方眼のように分割して、その一つの部分だけをしっかりと見据え続けて、目を閉じた目の前にありありと描きだすようにします。一つの部分が描きだせたら、その隣を見据えて描きだせるようにして、最終的に仏画全体を、描きだすのです。このテクニックの完成には3年を要するそうです。

ただ、仏画を目にする機会の少ない人にとっては、あまりピンとこない瞑想法です。現実的な練習は、描きだしやすい対象を選んだほうがいいです。

例えば「なるべく親しい人」を選ぶと、目を閉じた目の前に描きだしやすいでしょう。さらにその親しい人と会話するイメージを浮かべると、もっと描きだしやすくなります。

まず、その人の服装とかヘアスタイルを思い浮かべます。そして会話を進めるにつれて、相手の人がいろいろな表情やしぐさをする様子も思い浮かべます。それによって、まさにその人が目の前にいるような感じがすれば、描きだせないとしても、第1段階としては成功です。

また、これまでの生涯で印象的だった風景を対象にするのもいいでしょう。これも、目を閉じた目の前に描きだしやすいといえます。少なくとも、普段目にしない「仏画」を対象にするより現実的な瞑想法になります。

「瞑想しようとすると妄想ばかりが浮かんじゃってダメだ」という人がいますが、ちょっと待ってください。その「妄想」は、瞑想の格好の材料なのです。

例えば、憧れのスターとデートしたという「妄想」が浮かびます。そうしたら、その妄想を「観想法」の対象にするのです。つまり、目を閉じた目の前に、憧れのスターをありありと描きだす練習をするのです。これなら簡単にできるでしょうし、楽しいでしょう。

妄想は瞑想の邪魔になるどころか、瞑想の練習に最適なのです。瞑想は楽しくなければ身につかないし、本当に楽しいものなのです。そのことは、実践しているとはっきりとわかります。頭の中に次から次へと浮かんでくる「妄想」は、うまく利用すれば瞑想の最適な材料になるのです。

夢から真理に近づく

ヨーガ行者が見ようとしているのは、目で見る景色ではありません。それは「真理」とか「実在」という言葉で表現されています。目を開けて見えるものではないので、目を閉じるのです。

その「真理」を垣間見るヒントになるのが「夢」です。夢は目を閉じている状態で見えています。瞑想と夢の違いは、寝ているか寝ていないかです。夢で見るような光景を、瞑想時に見るのがヨーガ行者です。それは妄想でも幻視でもないので、しっかりと見据えます。

そして瞑想の中で「確認できている」「見えている」映像をしっかりと認識したら、その先に進みます。その状態から先は、活字で表現するのが難しいのですが、可能な限り説明します。あくまでも、瞑想を深めていくとこうなるという話なので、いきなりそんな経験ができなくても当たり前です。そのつもりで、この先の話を読み進めてください。

瞑想を深めていくと、見えている映像と自分が一つになっていきます。そのプロセスは、ヨーガ行者一人ひとりで違います。

映像（例えば神）と自分の間の距離が徐々に縮まってきて、映像の中に入っていき、自分が神そのものになるというケースもあります。映像をしっかりと見据えていると、それが自分であることに気づいて、こちら側にいたはずの自分が消失しているというケース。この場合も自分を見失うのではなく、映像側に自分がしっかりと存在しています。

その他、いろいろなケースが考えられますが、いずれにしても「映像と自分」という相対していたものが、一つになるというのは同じです。

瞑想を深めていくと、神と一体になるとか、自分が神となるというような体験をするのですが、これは、5段階ある悟りの第1段階です。つまり一番低い段階の悟りなのです。この経験を「最高の悟り」だと勘違いしてしまうケースが多いようです。この段階で冷静さを失うと、自分が本当に神になったと思い、新興宗教の教祖になってしまうのです。

ヨーガは宗教的ではあるけれど宗教ではない

新興宗教が悪いのではありません。せっかく悟りの第1段階を経験したのに、新興宗教の教祖になってはもったいないのです。自分を観察し、自分を知っていくというヨーガの道は、悟りの第1段階の先に、まだ四つの段階があり、それを1段階ずつクリアすることで、究極の悟り（マハー・サマーディ）を得られます。これは宗教に頼っても教祖になっても、得られるものではありません。自分自身が自分を見つめ、自分を知ろうとし、究極の存在への道を歩むことで得られるのです。

宗教は救いを求める人に、救いを与えます。人間の弱い部分はそれによって救われます。ただ、それは人間的な成長にはつながりません。自殺したり、堕落した人間になるのを防げるということです。

しかし、宗教にすがって生きていった先には、本当の平安も救いもないのです。人生は、自分が生きることであり、誰かに生かされることではないからです。誰かに命令され、誰かに誘導されて生きるのは、自分の人生とはいえません。

自分自身の考えで、自分自身の判断で生き抜いていくことで、人間的な成長が得られます。ヨーガは、そういう生き方

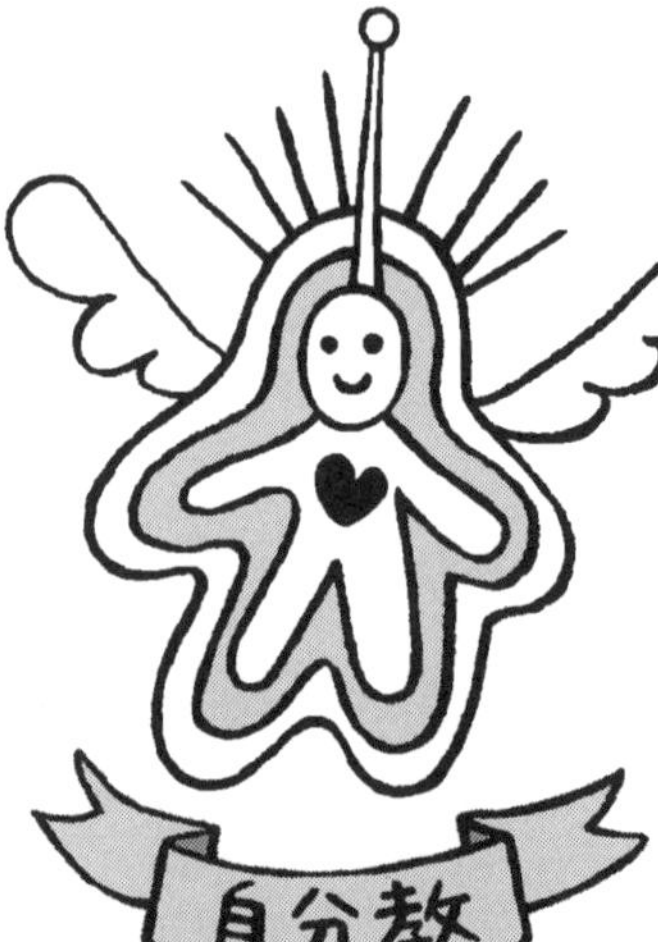

ヨーガは自分の外側に答えを求めるのではなく、自分自身の考えで生きていくための道である。

をするために役立つのです。最高の生き方をして、最高の死へ向かうという意味では、ヨーガは宗教的です。

しかし、いわゆる「宗教」ではありません。宗教的な位置づけをするならば「自分教」です。教祖に頼って、教祖のいう通りの生き方をするのではなく、自分が頼りであり、自分の内側に答えを求める生き方をするのです。

ヨーガ行者は、どこまでも冷静に瞑想をし続けます。徹底的に自分を見据えるのが、本当のヨーガ行者であり、真理探究の道です。

究極の物質を探し求める物理学

夢で神のお告げがあっても、瞑想で神から啓示を受けても、それを真に受けたり、動揺したり、歓喜したりするようではダメです。ヨーガ行者はさらに瞑想を深めていきます。

この「さらに瞑想を深める」という話は、初めてマラソンを経験する人に、ゴール近くの疲れ具合の話をするようなものです。それはマラソン経験のない人には、ピンと来なくて当たり前です。しかし、マラソンは走り続けていれば、必ずゴール近くの疲れ具合を経験できます。そのときに、その話が納得できるのです。

瞑想も深めていけば、マラソンと同様に経験できることなので、説明は無駄ではないと思うのでもう少し話を続けます。

ヨーガ行者は、神と出会っても、自分が神になっても、その先を冷静に見据えます。そうすると、神とか自分という捉え方をしていたものの見え方が変わってくるのです。

まず、「神」とか「自分」という固有名詞が消えます。だからといって、神や自分が消え去ったのではありません。もっと詳細に構成要素が見えてくるのです。肉眼で星を見ると光の点なのに、望遠鏡で見るとその星は球体だとわかり、地質（構成要素）までも見えてきます。

瞑想もそれと似たところがあります。自分という大まかな捉え方から、その構成要素である細胞が見えてくるようなものです。自分だと思っていたのが、約37兆個の細胞によって構成されていると知るようなものです。

そして細胞だという捉え方から、さらに顕微鏡の精度を上げると、原子の集まりだと知り、素粒子で構成されているという理解になっていくのです。

素粒子の定義は「物質を細かくしていったときに、それ以上分割できない物質の最小構成単位」ということです。現代物理学では、最小構成単位を探し求めていくほど、むしろ分割されてしまっているのが現状です。

原子（atom）の語源は「分割不可能な存在」という意味でしたが、20世紀初頭に、原子の中心に陽子や中性子からなる原子核と、その周りに電子が存在していることが見つかりました。そして陽子や中性子も、さらに小さな「クォーク」と電子の仲間である「レプトン」の発見に至りました。そして、クォークもレプトンもさらに細分化されるのですが、その辺りは専門分野の人たちが研究を進めていて、ヒッグス粒子という新たな名前も聞かれるようになりました。

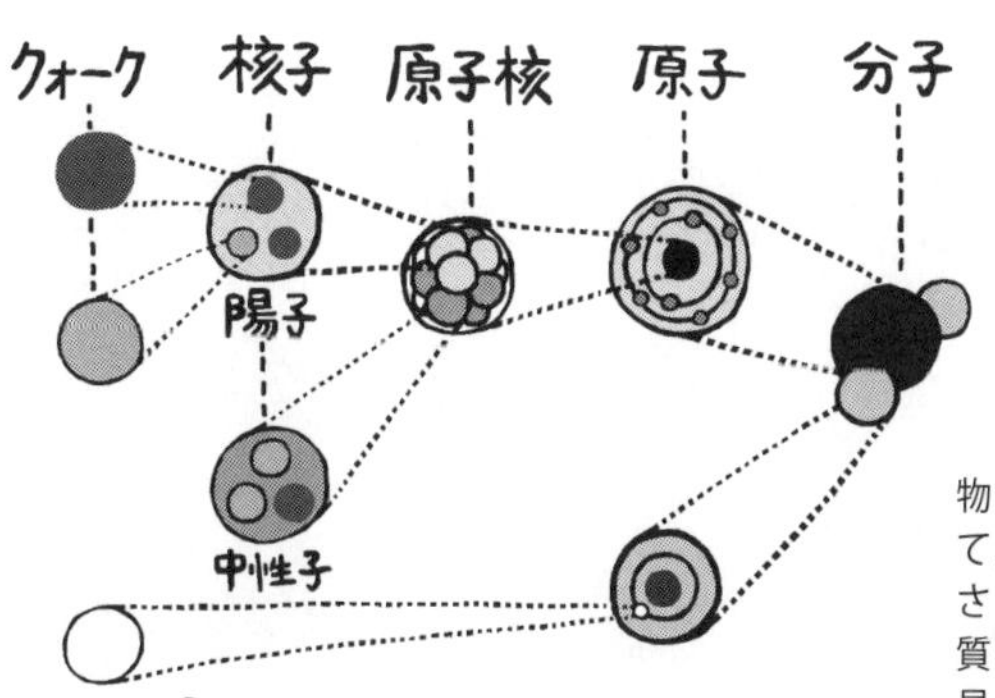

物質を細分化して見るほどに、さらに小さな物質が見つかり、見え方が変わっていく。

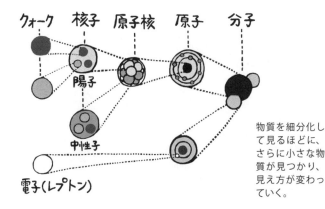

物理学は、こうやって現在も究極の物質を探し求めています。

ヨーガ行者は究極の存在に至る

一方、ヨーガ行者は古来、究極の物質ではなく、「究極の存在」を捉えていたのです。その存在に「タンマートラ（唯）」という名前をつけました。

瞑想を深めていくと、神や自分に限らずあらゆるものの究極の姿が、タンマートラ（唯）だという理解に至ります。瞑想を深めていけば、確実にこの経験に至るのです。

例えば、私たちは手のひらを見て、細胞で構成されているという認識はできません。なぜなら肉眼で細胞は見えないからです。知識としては知っていますが、顕微鏡で覗くことで実際に細胞が見えるようになるのです。それが瞑想を深めるということだと思ってください。

細胞レベルではなく、原子レベルを超えてさらに素粒子レベルになると、細胞を認識できる程度の顕微鏡では確認できないので、さらに精度の高い電子顕微鏡が必要になります。

瞑想も、悟りの第1段階から、第2段階を超えて、第3段階に至ってタンマートラ（唯）を認識できるレベルになるのです。

そこでも「タンマートラ（唯）と自分」という相対している状態だと知ったうえで、その先に進みます。そうするとここで、自分という存在から解放されるのです。つまり、タンマートラ（唯）そのものとなり、それ以外の存在は成立しないということを知ります。

この話は、実際に経験する以外は、理解不能の領域です。しかし、マラソンも一歩走りだせば、ゴールに近づけます。瞑想も実践すれば、タンマートラ（唯）に近づけるのです。どちらもスタートすること、始めることが大切なのです。

理想的な「死」と理想的な「生き方」

そこからまだ先（悟りの4段階目と5段階目）もあるのですが、そこは瞑想を深めていったヨーガ行者が経験的に得たものです。通常の生活で必要なことではありません。その辺りまで

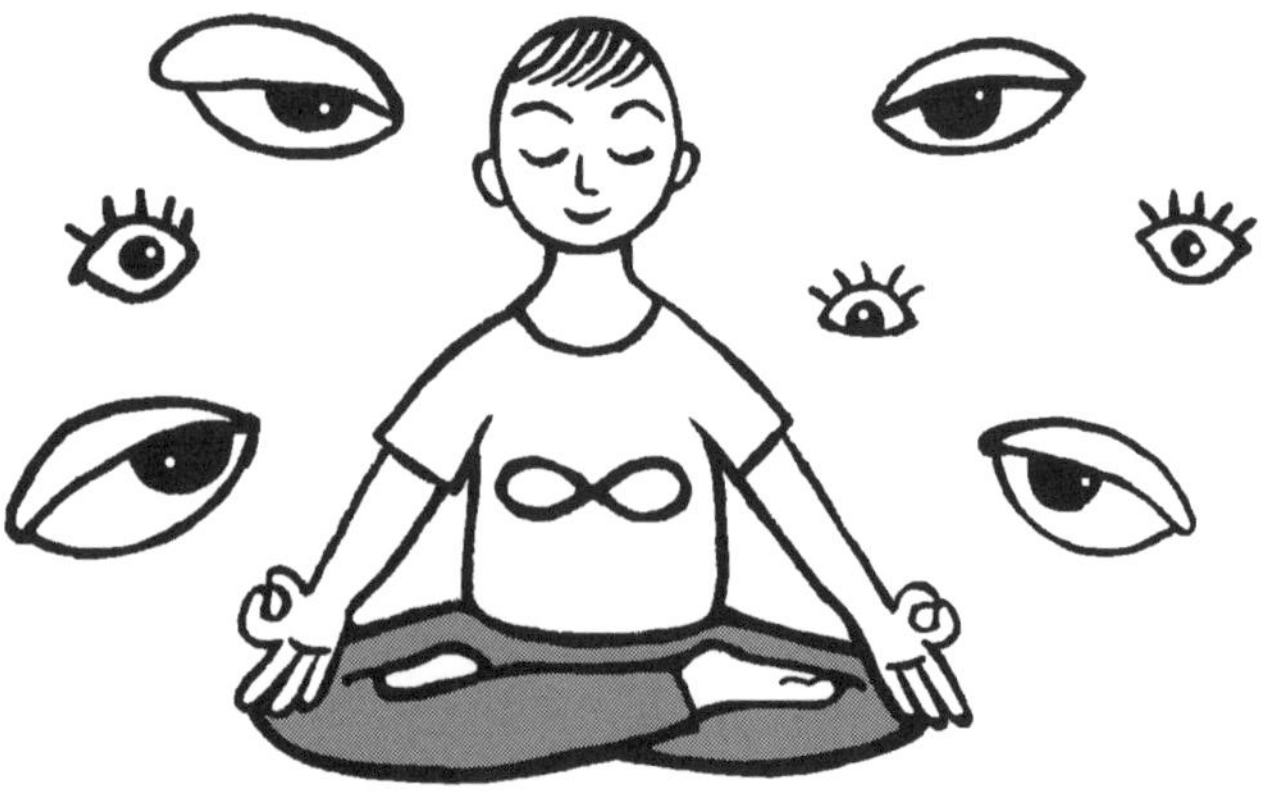

ヨーガは自分を観察する習慣をつけるもの。
それは社会生活で大いに役立ち、その先に
「理想的な死」が待っている！

興味がある人は、拙著『悟りのプロセス』（BABジャパン）に詳しく書いていますので、それを参考にしてください。

ヨーガ行者は、自分を観察し、自分を知ろうとし、自分に関するあらゆる疑問を解決していき、最終的には、理想的な「死」を獲得します。マハーサマーディ（偉大な悟り）という名前に象徴される、まさに「偉大な」悟りを得るのです。理想的な死を得るということは、理想的な生き方をしてきたということです。

そのヨーガ行者の生き方は、浮世離れしたものではなく、普通に生きている人にとっても役立つ生き方なのです。「自分を観察する」という習慣を身につけるだけで、一回り大きな人間になれます。自分を観察する習慣が身につくというのは、自分を見失わなくなるということです。そうすると、冷静に正しい判断を下せるようになります。冷静にものごとを見据えて的確な判断ができると、多くの信頼を得られます。そのことが、社会生活で有利に働くのはいうまでもありません。

自分を知ろうとするアプローチを続けることで、正しい判断力や洞察力が養われます。人生で失敗をするのは、パニックに陥ったり、舞い上がったりするときです。ヨーガを実践していると、そういうときに冷静にその事態に対処できます。それは生きていくうえで、強い武器となります。

自分を意識し、身体を意識し、生き方を意識することで、すでにヨーガの達人への道を歩んでいるのです。自分を観察し、自分を知ろうとして生きていたら、いつの間にか理想的な生き方をしていた……という人生を歩んでください。そうするとその先には、ヨーガ行者が最終的に獲得する宝である「理想的な死」が待っています。

おわりに

「今」が大切です。今が充実していれば、生涯充実した生活を送れます。不満だらけ、ストレスいっぱいの人生を送っていると、運気も落ちて、大病に見舞われかねません。ほんの少し意識を変えて、今を精一杯生きようとしてください。それだけで、人生は大きく変わります。

自分の生き方、自分の人生は、誰かに決めてもらうものではありません。すべて自分の責任であり、自分に選択権があるのです。自分に意識を向ける、自分を観察する、自分を知ろうとすると、人生が輝きだします。その視点に立ったとき、ヨーガの達人技を手中に収めるのです。

難しいポーズができたり、180度の開脚ができたりしても、それだけではヨーガの達人とはいえません。――というか、暴論を承知でいうならば、それは「ヨーガと関係ない」ともいえます。

難しいポーズができるのは、身体が柔軟だったり、他の人より関節の可動域が広いということです。そういう人は、中国の雑技団や新体操の人たちには、いくらでもいます。180度の開脚は、力士でもできる人はたくさんいます。この人たちは、現在ヨーガを実践している人たちよりも身体能力は間違いなく高いでしょう。それらの人は、その道では素晴らしい人たちですが、だからといってヨーガの達人とは呼びません。

ヨーガの達人というのは、自分に意識を向けて、自分を観察して、自分を知ろうとする能力に長けている人のことです。

私が最初に書いた文章を思い返してください。


「身体が硬いからヨガなんて無理」

「年だから、ヨガなんてできっこない」

「男の僕が、ヨガウェアを着てヨガマットを持ってフィットネスクラブに行くなんてありえない」


この、身体が硬い人、お年の人、男性のつぶやきは全部間違いです。

ここまで読み進めれば、この文章を理解してもらえるでしょう。世間で常識になっている考えは間違いだったのです。

「身体が硬いからヨガなんて無理」ではなく、身体が硬いからこそヨーガをするのに有利なのです。「年だからヨガなんてできっこない」というのは、難しいポーズがヨーガだと思っているからです。自分を観察し、自分を知ることがヨーガなので、むしろ年齢を重ねた人のほうが有利です。その利点を活かせるので、年だからこそヨーガを始めるべきなのです。

ヨーガは、ファッションではありません。もちろんファッション的に流行ってもいいです。しかし、本来男性がするものだったことを考えれば、男性だからこそヨーガを実践するのに向いているのです。

自分に意識を向けて、自分を観察して、自分を知ろうとするアプローチは、身体の柔軟度や年齢や性別と関係なく、誰にでもできます。

悟りなんて関係ない、と思う人もいるでしょう。しかし、そうではありません。充実した日々を送っている人は、偉大な悟りに向かっているのです。ただ、そのことを知らないだけです。悟りを得ようと思う必要はありません。すでに、その悟りに向かって生きているのですから。

せっかくこの世に生を受けたのですから、これからの人生を謳歌するために、本書で紹介したヨーガのテクニックを大いに利用してください。

参考文献（本文内掲載順）

『ヒマラヤ聖者が伝授する《最高の死に方&ヨーガ秘法》』（ヒカルランド）
『時間と空間、物質を超える生き方』（ヒカルランド）
『クンダリニー・ヨーガ』（ＢＡＢジャパン）
『呼吸法の極意・ゆっくり吐くこと』（ＢＡＢジャパン）
『悟りのプロセス』（ＢＡＢジャパン）

◉著者プロフィール

成瀬雅春

Naruse Masaharu

ヨーガ行者、ヨーガ指導者。1976年からヨーガ指導を始め、1977年2月の初渡印以来、インド、チベットなどを数十回訪れている。地上1メートルを超える空中浮揚やクンダリニー覚醒技法、系観瞑想法などを独学で体得。2001年、全インド密教協会からヨーギーラージ（ヨーガ行者の王）の称号を授与される。成瀬ヨーガグループ主宰。倍音声明協会会長。朝日カルチャーセンター講師。『死なないカラダ、死なない心』（講談社）、『都市と瞑想』『瞑想法の極意で開く、精神世界の扉』『クンダリニー・ヨーガ — 超常的能力ヨーガ実践書の決定版』（BABジャパン刊）など著作多数。DVDに『身体覚醒の秘法　クンダリニー・ヨーガ』（BABジャパン刊）など。

成瀬ヨーガグループ

〒141-0022　東京都品川区東五反田2-4-5　藤ビル5階

Tel : 03-5789-4184　Fax : 03-3441-0740

http://www.naruse-yoga.com/

装丁・本文デザイン ———天野 誠 (MAGIC BEANS)
イラストレーション————天野恭子 (MAGIC BEANS)

意識ヨーガ
ポーズを使わない最終極意!

2020年3月1日　初版第1刷発行
2021年3月25日　初版第2刷発行

著者———成瀬雅春

発行者———東口敏郎
発行所———株式会社 BABジャパン
〒151-0073　東京都渋谷区笹塚1-30-11　4・5F
Tel. 03-3469-0135　Fax. 03-3469-0162
URL : http://www.bab.co.jp/
E-mail : shop@bab.co.jp
郵便振替 : 00140-7-116767
印刷・製本——中央精版印刷株式会社
ISBN978-4-8142-0265-2　C2077

※本書は、法律に定めのある場合を除き、複製・複写できません。
※乱丁・落丁はお取り替えします。

DVD Collection

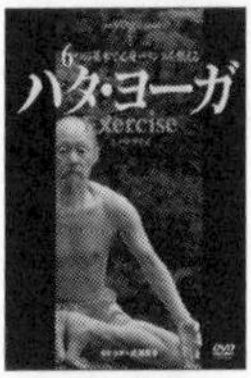

DVD　6つの基本で心身バランスを整える

ハタ・ヨーガ Exercise

ハタ・ヨーガで心身機能の向上を!

6つの基本で心身バランスを整える。ハタ・ヨーガの実践ポイントの数々をわかりやすく丁寧に解説。内容：坐法編（金剛坐・安楽坐）／準備運動編／基本ポーズ編（弓引きのポーズ・コブラのポーズ・立木のポーズ・逆転のポーズ・その他）／各種技法編（太陽礼拝・3点倒立・その他）／高度な技法、その他。※指導・監修：成瀬雅春

●収録時間60分　●本体4,500円+税

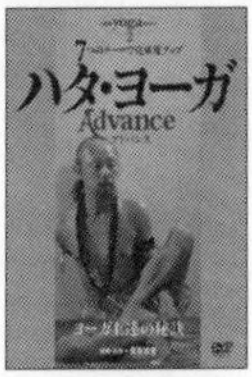

DVD　7つのテーマで完成度アップ

ハタ・ヨーガ Advance

アーサナの効果を高めるコツとは?

健康・美容・精神修養に大きな効果が期待できるハタ・ヨーガ。ポイントとなる7つのテーマと具体的なチェック、修正法の数々で上達の秘訣を学ぶ。内容：身体操作の上達を目指す／プロセスの完成度を高める／レベルに応じた完成度／バランスを極める／意識革命の行法／高度なオリジナル行法／究極のヨーガ／その他。※指導・監修：成瀬雅春

●収録時間58分　●本体4,500円+税

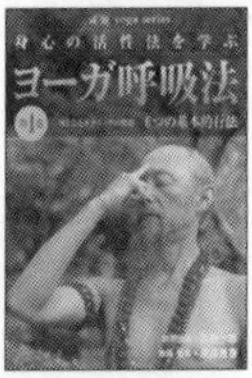

DVD　身心の活性法を学ぶ　ヨーガ呼吸法　第1巻

呼吸を知れば心身は変わる!

6つの基本的行法～核となるテクニックの修得。根源的生命エネルギーをコントロールするヨーガの呼吸法を紹介。内容：安楽呼吸法／征服呼吸法／頭蓋光明浄化法／1対4対2の呼吸法／完全呼吸法／その他★特別対談　フリーダイビングメダリストが語るヨーガの魅力「成瀬雅春×」高樹沙耶　※指導・監修：成瀬雅春

●収録時間51分　●本体4,286円+税

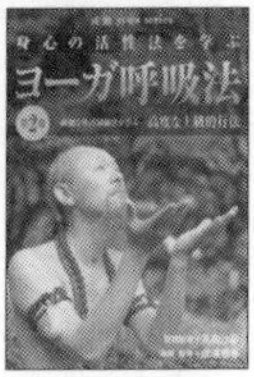

DVD　身心の活性法を学ぶ　ヨーガ呼吸法　第2巻

呼吸を知れば心身は変わる!

高度な上級的行法～繊細な体内制御法を学ぶ。内容：ノドの開閉能力を高める・呼気をノドで分断する技法・その他／浄化呼吸法／ふいご呼吸法／体内呼吸法／冷却呼吸法／超絶技法（片鼻での頭蓋光明浄化法・ノドの開閉を伴う頭蓋光明浄化法・片鼻でノドの開閉を伴うふいご呼吸法・その他）※指導・監修：成瀬雅春

●収録時間47分　●本体4,286円+税

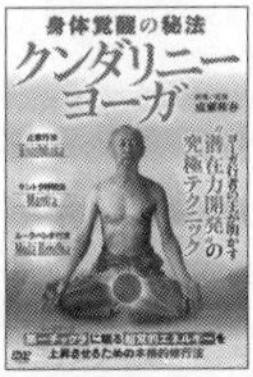

DVD　身体覚醒の秘法　クンダリニー・ヨーガ

最高度に完成された潜在力開発の究極テクニック

普段は尾てい骨部周辺に閉じ込められた膨大なエネルギーを高度な肉体操作で覚醒させる「クンダリニー・ヨーガ」。この実践法を成瀬雅春師が遂に映像で公開!　段階的かつ緻密で安全な成瀬式行法の数々は、自分の能力を本気で目覚めさせたい人に是非実践して欲しい内容です。

●収録時間78分　●本体5,000円+税

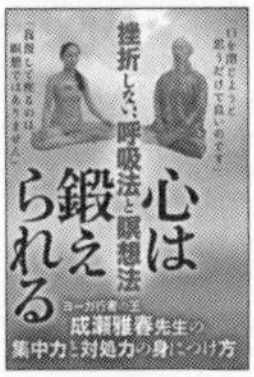

DVD　挫折しない、呼吸法と瞑想法　心は鍛えられる

ヨーガ行者の王・成瀬雅春の集中力と対処力の身につけ方

筋肉を鍛えるように、心もヨーガの呼吸法と瞑想法でトレーニング出来ます。本DVDでは、成瀬雅春師が、その秘訣を惜しみなく公開。分かりやすい段階的レッスンで、今まで挫折した人でも無理なく、確実に学んでいけます。「気持ちが落ち着き」「集中力が身に付き」「正しい判断が出来る」ようになり、ビジネス、恋愛、対人関係が着実に好転!

●収録時間40分　●本体5,000円+税

BOOK Collection

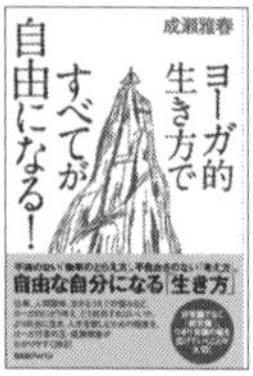

BOOK　ヨーガ行者・成瀬雅春が教える「超常識」学！

ヨーガ的生き方ですべてが自由になる!

不満のない「物事のとらえ方」、不自由さのない「考え方」、自由な自分になる「生き方」。非常識でなく「超常識」、つまり常識の幅を広げていくことが大切！　仕事、人間関係、生きるうえでの悩みなど、ヨーガ的にどう考え、どう対処すればいいか、より自由に生き、人生を愉しむための極意を、ヨーガ行者の王・成瀬雅春がわかりやすく語る!

●成瀬雅春 著　●四六判　●180頁　●本体1,400円+税

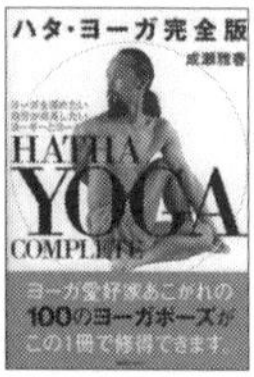

BOOK　ヨーガを深めたい、自分が成長したい

ヨーギーとヨーギニーのための**ハタ・ヨーガ完全版**

ヨーガ愛好家あこがれの100のヨーガポーズがこの１冊で修得できます。ハタ・ヨーガは「身体の操作」によって解脱を目指す、ヨーガ流派のひとつです。特徴は「積極的な実践法」にあります。長い修行の伝統の中で生まれてきたさまざまなアーサナ（ポーズ）は、瞑想に頼らず自分から解脱に至ろうとするハタ・ヨーガの強さを象徴しています。

●成瀬雅春 著　●B5判　●240頁　●本体 2,000 円+税

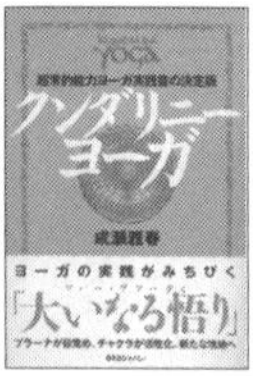

BOOK　超常的能力ヨーガ実践書の決定版

クンダリニー・ヨーガ

ヨーガの実践が導く「大いなる悟り（マハー・サマーディ）」

超常的能力ヨーガ実践書の決定版。成瀬雅春師が、クンダリニーエネルギー覚醒の秘伝をついに公開！　根源的エネルギー「プラーナ」が人体内で超常的能力として活性化する「クンダリニー覚醒」を本気で目指す人のための実践マニュアル。

●成瀬雅春 著　●四六判　●288頁　●本体 2,000 円+税

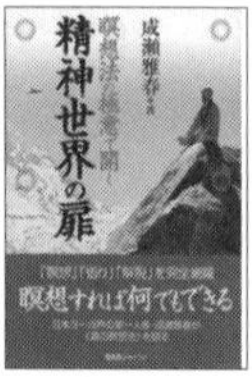

BOOK　瞑想法の極意で開く **精神世界の扉**

瞑想すれば何でもできる精神世界という宇宙へつながる扉が開く

「瞑想」「悟り」「解脱」を完全網羅！ 成瀬雅春師が〈真の瞑想〉を語る。■目次：瞑捜編（瞑想とは何か・サマーディへの階梯・瞑想の実践法・制感の実践法）／瞑想編（観想の実践法・瞑想の実践法・他）／究極編（聖地への道程・瞑想法の極意・究極の瞑想・他）／系観瞑想／特別対談　角川春樹×成瀬雅春

●成瀬雅春 著　●四六判　●320頁　●本体 1,600 円+税

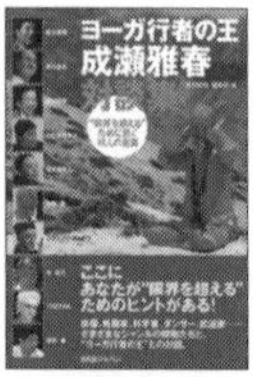

BOOK　ヨーガ行者の王 **成瀬雅春 対談集**

"限界を超える" ために訊く 10 人の言葉

"ヨーガ行者の王" 成瀬雅春。各界選りすぐりの達人たちとの超絶対談集！ ■対談者：第1部　表現者との対話［榎木孝明、TOZAWA］／第2部　格闘者との対話［平直行、小比類巻貴之、増田章］／第3部　求道者との対話［柳川昌弘、日野晃、フランソワ・デュボワ］／第4部　研究者との対話［武田邦彦、苫米地英人］

●「月刊秘伝」編集部 編　●四六判　●280頁　●本体1,500円+税

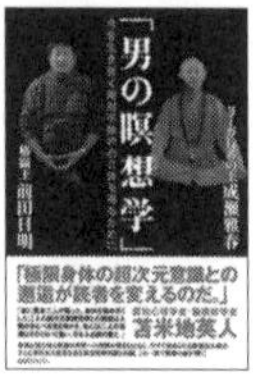

BOOK　今を生き抜く絶対不敗の心と体を得るために

「男の瞑想学」

瞑想世界を読み解く対話から、すぐに体験できる瞑想法の指導までがこの一冊に！　あの時、何もできなかったのはなぜか？どうして、いま決断ができないのか？　見えない未来を恐れ、いまを無駄にしないために必要なこととは何か。闘う男格闘王・前田日明とヨーガ行者の王・成瀬雅春の対話から見えてきたのは、今を生き抜くために必要な男の瞑想学だった。

●「月刊秘伝」編集部 編　●四六判　●186頁　●本体 1,300 円+税

BOOK Collection

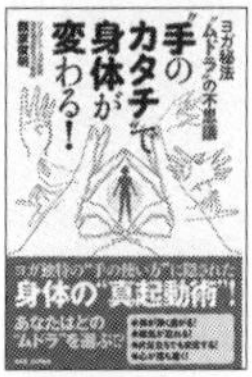

BOOK “手のカタチ”で身体が変わる!

～ヨガ秘法“ムドラ”の不思議～

ヨガで用いられている“ムドラ=手のカタチ”には、身体の可動性を拡大させるほか、人間の生理に直接作用するさまざまな意味がある。神仏像や修験道者･忍者が学ぶ“印”など、実は世界中に見られるこの不思議な手の使い方にスポットを当てた、本邦初、画期的な 1 冊!

●類家俊明 著　●四六判　●168頁　●本体1,200円+税

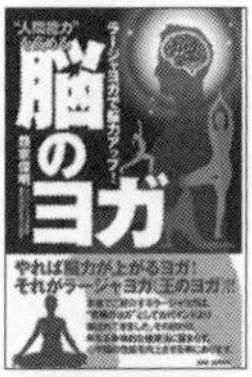

BOOK “人間能力”を高める 脳のヨガ

～ラージャヨガで脳力アップ！～

元来ヨガの指導は、ポーズの形を細かく指示したりしませんでした。それは、手本を“真似よう”とするだけで効果があるものだからです。ラージャヨガは、“究極のヨガ”として古代インドより尊ばれてきました。その目的は、単なる身体的な健康法に留まらず、心や脳の性能を向上させる事にあります。イラストポーズを真似するだけで、誰でも簡単に効果が現れる本です。

●類家俊明 著　●四六判　●208頁　●本体1,600円+税

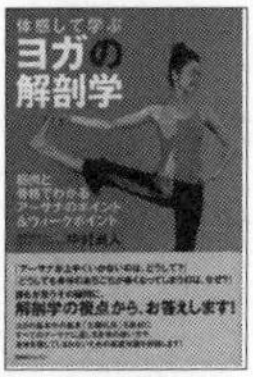

体感して学ぶ ヨガの解剖学

筋肉と骨格でわかるアーサナのポイント＆ウィークポイント

「ヨガのアーサナ（ポーズ）が上手くいかないのは、どうして?」「どうしても身体のあちこちが痛くなってしまうのは、なぜ?」 誰もが思うその疑問に、解剖学の視点からお答えします! 本書では、ヨガの基本中の基本「太陽礼拝」のポーズを題材に、すべてのヨガのアーサナに通じる身体の使い方や、身体を壊してしまわないための基礎知識を解説します。

●中村尚人 著　●四六判　●228頁　●本体1,600円+税

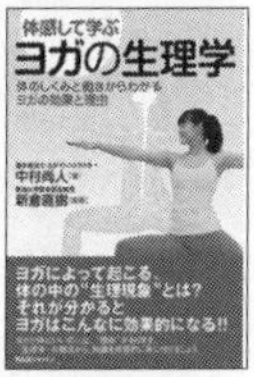

体感して学ぶ ヨガの生理学

～体のしくみと働きからわかるヨガの効果とその理由～

ヨガによって起こる、体の中の“生理現象”とは? それが分かると、ヨガはこんなに効果的になる!! ヨガが体にいいのには、“理由”があります。「生理学」の観点から、知識を体感的に身に付けましょう。呼吸を止めると鼻が通る!? ヨガを解く知識が満載です。

●中村尚人 著　●四六判　●180頁　●本体1,400円+税

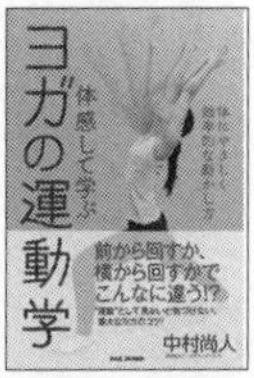

体感して学ぶ ヨガの運動学

～体にやさしく効率的な動かし方～

前から回すか、横から回すかでこんなに違う!? “運動”として見ないと気づけない、重大なヨガのコツ! 脊柱をきれいに、自由に動かすには? 首を動かす時の負担、可動域は“舌の置き所”によって全然違う!? 肩に負担をかけない、手の着き方は? 体を痛めないためにも、ヨガの効果を高めるためにも、ぜひとも知っておきたい、“ちょっとしたコツ”をわかりやすく解説!

●中村尚人 著　●四六判　● 200 頁　●本体1,400円+税

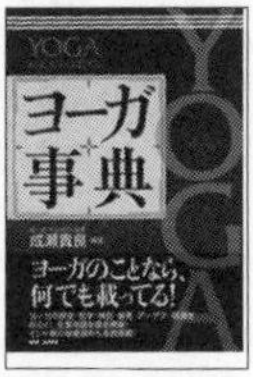

18年の歳月をかけてまとめられたヨーガ用語がここに集約!

ヨーガ事典

18年の歳月をかけてまとめられた、日本初のヨーガ事典。この1冊でヨーガの歴史･神話･哲学･聖者･アーサナ･語源…etc. ヨーガのすべてを完全網羅! ヨーガをより深く知るための座右の書。

･インド発の秘蔵資料を多数掲載　･実技はわかりやすいイラストでの説明付き　･全語にサンスクリット語表記あり　･ヨーガの教典の出典を掲載　･現代用語集とヨーガ年表付き

●成瀬貴良 著　●A5判　●486頁　●本体3,800円+税

Magazine

武道・武術の秘伝に迫る本物を求める入門者、稽古者、研究者のための専門誌

月刊 秘伝

古の時代より伝わる「身体の叡智」を今に伝える、最古で最新の武道・武術専門誌。柔術、剣術、居合、武器術をはじめ、合気武道、剣道、柔道、空手などの現代武道、さらには世界の古武術から護身術、療術にいたるまで、多彩な身体技法と身体情報を網羅。毎月14日発売（月刊誌）

A4 変形判　146 頁　定価 1,000 円（税込）
定期購読料 12,000 円

月刊『秘伝』オフィシャルサイト

古今東西の武道・武術・身体術理を追求する方のための総合情報サイト

WEB秘伝

http://webhiden.jp

秘伝　検索

武道・武術を始めたい方、上達したい方、そのための情報を知りたい方、健康になりたい、そして強くなりたい方など、身体文化を愛されるすべての方々の様々な要求に応えるコンテンツを随時更新していきます!!

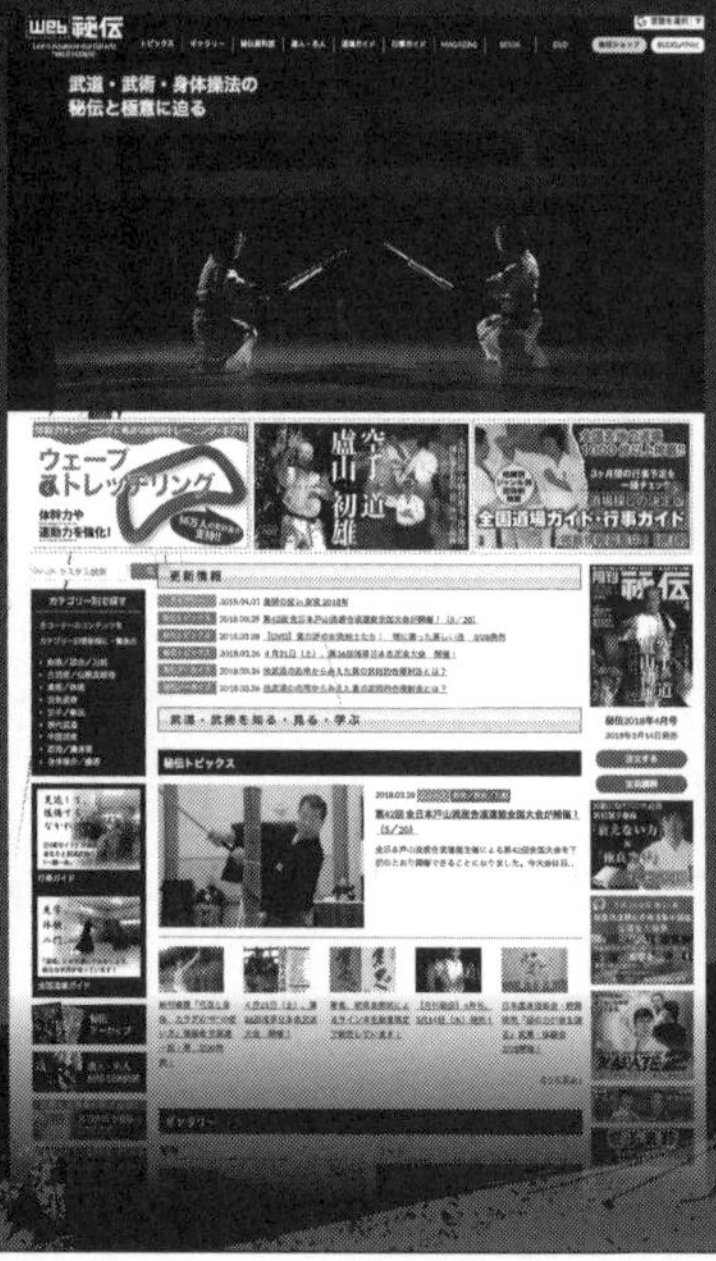

秘伝トピックス

WEB秘伝オリジナル記事、写真や動画も交えて武道武術をさらに探求するコーナー。

フォトギャラリー

月刊『秘伝』取材時に撮影した達人の瞬間を写真・動画で公開!

達人・名人・秘伝の師範たち

月刊『秘伝』を彩る達人・名人・秘伝の師範たちのプロフィールを紹介するコーナー。

秘伝アーカイブ

月刊『秘伝』バックナンバーの貴重な記事がWEBで復活。編集部おすすめ記事満載。

道場ガイド

情報募集中！カンタン登録！

全国700以上の道場から、地域別、カテゴリー別、団体別に検索!!

行事ガイド

情報募集中！カンタン登録！

全国津々浦々で開催されている演武会や大会、イベント、セミナー情報を紹介。